CONTRIBUTION A L'ÉTUDE

DE

LA COLÈRE CHEZ LES ÉPILEPTIQUES

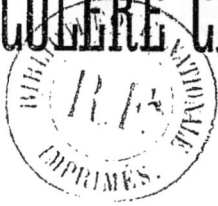

PAR

Denis MONFRIN

DOCTEUR EN MÉDECINE

Ex-Interne à la Clinique des Maladies mentales et nerveuses

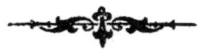

MONTPELLIER

IMPRIMERIE Gustave FIRMIN, MONTANE et SICARDI
Rue Ferdinand-Fabre et Quai du Verdanson
—
1905

CONTRIBUTION A L'ÉTUDE

DE

LA COLÈRE CHEZ LES ÉPILEPTIQUES

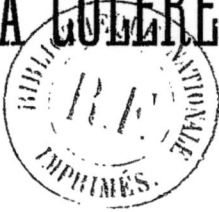

PAR

Denis MONFRIN

DOCTEUR EN MÉDECINE

Interne à la Clinique des Maladies mentales et nerveuses

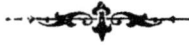

MONTPELLIER

IMPRIMERIE Gustave FIRMIN, MONTANE et SICARDI

Rue Ferdinand-Fabre et Quai du Verdanson

—

1905

A LA MÉMOIRE DE MON PÈRE ET DE MA SŒUR

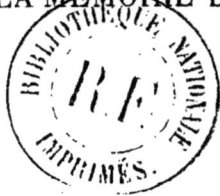

A MA MÈRE

A MA TANTE ET A MON ONCLE

A TOUS MES PARENTS

A MES AMIS

D. MONFRIN.

A MON PRÉSIDENT DE THÈSE ET MAITRE

MONSIEUR LE PROFESSEUR MAIRET

DOYEN DE LA FACULTÉ DE MÉDECINE

A MON EXCELLENT MAITRE ET AMI

MONSIEUR LE PROFESSEUR AGRÉGÉ ARDIN-DELTEIL

D. MONFRIN.

AVANT-PROPOS

Nous considérons comme un bien agréable devoir d'adresser ici un public hommage à tous ceux envers qui nous avons contracté une dette de reconnaissance.

Nous exprimons, en premier lieu, à nos chers parents, toute notre affection pour les innombrables preuves de dévouement qu'ils n'ont cessé de nous témoigner.

Il nous est difficile de songer, sans émotion, à la bienveillance toujours paternelle et à l'affectueux intérêt dont nous a toujours entouré, notre vénéré maître, Monsieur le doyen Mairet. Nous ne saurions oublier l'aide puissante qu'il nous a spontanément prêtée à un tournant difficile de notre existence. L'homme aux sentiments élevés que nous avons toujours connu en lui, ne saurait nous faire oublier le clinicien aiguisé, qui a une profonde connaissance de l'âme humaine, jointe à un talent d'enseignement justement apprécié de tous. Qu'il veuille bien agréer la trop faible expression de notre reconnaissance et recevoir nos remerciements pour l'honneur qu'il nous fait en acceptant la présidence de notre thèse.

Que Monsieur le Professeur Sarda, dont nous avons toujours suivi avec intérêt, les captivantes leçons, veuille bien recévoir l'expression de notre reconnaissance pour les conseils dont il fut toujours prodigue envers nous.

C'est dans le même milieu hospitalier qu'il nous a été

donné d'apprécier l'infatigable dévouèment de M. le Professeur agrégé Vires, qui nous témoigna toujours l'amitié que nous sommes fier de lui rendre.

Monsieur le docteur Salager, chef de clinique à la Faculté, a bien voulu mettre à notre disposition les qualités d'un remarquable esprit philosophique et d'un sens clinique avisé, il sut toujours rendre faciles et agréables les relations du chef de clinique et de l'interne.

Nous conservons un excellent souvenir du brillant enseignement de Monsieur le Professeur agrégé Jean-brau, nous le remercions des leçons et des conseils qu'il a bien voulu aimablement nous donner.

Mais il est un maître et ami, Monsieur le Professeur agrégé Ardin-Delteil qui nous a particulièrement donné des preuves de son attachement. Il a dirigé pas à pas notre instruction médicale jusqu'au dernier acte de notre scolarité. Il s'est toujours montré le conseiller constant, l'ami dévoué des moments difficiles. Aussi tenons nous à vivement le remercier de son précieux enseignement et rendre un hommage public à son dévouement. Qu'il sache bien que nous sommes heureux de compter parmi la cohorte de ses élèves, et fier d'avoir pu attirer sur nous sa sympathique amitié. Nous n'oublierons jamais le prix des services qu'il nous a rendus et la dette que nous avons contractée à son égard.

Nous adressons enfin un adieu ému à tous nos amis, à nos camarades de l'Asile et de l'Hôpital général.

CONTRIBUTION A L'ÉTUDE

DE

LA COLÈRE CHEZ LES ÉPILEPTIQUES

CHAPITRE PREMIER

CONSIDÉRATIONS GÉNÉRALES

Quand on parcourt les fonctions du système nerveux, depuis les phénomènes supérieurs de synthèse jusqu'aux actes les plus simples de la sensibilité et du mouvement, on s'égare dans une région, encore peu éclairée par la science positive, et dont cependant l'étude présente un très vif intérêt. Imparfaitement délimitée, d'une façon générale, cette zone comprend l'ensemble de ces manifestations, mal classées et mal distinguées entre elles, qu'on dénomme instincts, tendances, émotions, passions. La nature exclusivement psychique de ces fonctions complexes ne saurait être défendue, bien qu'elles renferment toutes un élément intellectuel dans des proportions variables. On ne peut négliger les concomitants organiques, les phénomènes vasomoteurs notamment, qui concourent pour une large part à la constitution des émotions, pour une part si large même, que certains auteurs contempo-

rains les ont admis comme le fait primordial et le seul
nécessaire.

Les émotions se marquent d'un caractère constant qui
les définit, c'est la propriété qu'elles ont d'envahir l'organisme tout entier, d'accaparer, pour un instant, l'ensemble des actes vitaux de l'individu, depuis l'influx des neu-
rones supérieurs d'association, jusqu'aux fonctions viscé-
rales et aux sécrétions glandulaires.

De la ressort l'importance biologique des émotions. Et
en effet, leur rôle est capital dans la vie individuelle et
sociale. Ribot nous dit qu'elles sont les « réactions de
l'individu pour tout ce qui touche à sa conservation ou à
son amélioration, à son être ou à son mieux être. » Nous
les voyons survenir dans tous les moments critiques de
l'existence, lorsqu'un danger est menaçant ou lorsqu'une
proie alléchante nous provoque à l'effort.

Aussi dans la vie normale l'émotion est-elle excep-
tionnelle (au moins quant à ses manifestations intenses),
fugitive et habituellement incluse dans les fonctions nerveuses sous l'état de pure virtualité. Il n'en va pas de même
en clinique : la maladie s'entend à fixer, dissocier, grossir
les émotions. Elle les présente à l'observateur attentif dans
un état de durée, de netteté, de pureté éminemment favorable à l'étude.

La *colère épileptique* est un merveilleux exemple à
l'appui. Voilà bien la colère pathologique. Si l'on désigne
ainsi celle qui, par l'intensité même et le caractère violent
de ses manifestations, dépasse sans conteste les limites
de toute fonction normale, la colère de l'épileptique est le
type des colères pathologiques, car elle ne connaît pas de
bornes.

Si mieux, on appelle pathologiques les émotions qui se
rattachent par leur nature à une entité morbide connue et

classée, la colère de l'épileptique est bien réellement dans ce cas, puisque nous la voyons survenir avant et après les accès, puisque le caractère de l'épileptique demeure irritable dans l'intervalle des crises, puisqu'enfin et surtout la notion de l'équivalent épileptique, désormais acquise à la clinique, nous montre l'accès de colère comme une manifestation directe de l'épilepsie, comme une forme larvée du paroxysme, comme un réel tenant-lieu d'attaque.

C'est par l'observation clinique des épileptiques en colère que nous avons tenté d'apporter notre modeste contingent d'informations à l'étude des grandes émotions fondamentales, dans un moment où cette étude est fort en honneur parmi les plus éminents des aliénistes, dans un moment où le maître vénéré de notre service, justement préoccupé de ce moi obscur et complexe qui gît sous les phénomènes de la conscience claire, nous incite à chercher dans ces profondeurs de l'être sentant et vibrant l'origine et l'enchaînement naturel des phénomènes normaux ou morbides de l'intelligence.

La colère peut être envisagée et étudiée de plusieurs façons différentes. On peut, à l'exemple de Darwin, la situer dans l'évolution de l'individu et de l'espèce, noter les premiers signes de son apparition chez le nouveau-né, la suivre à travers les races et les civilisations, comparer à l'expression de la colère chez l'homme, les différentes manifestations de ce sentiment dans la série animale. C'est une œuvre d'observation sagace et d'érudition vaste, que le génie du grand naturaliste anglais a merveilleusement réalisée. Voyez avec quelle probité et quelle exactitude il saisit les premières traces de la colère chez l'enfant :

« Il fut difficile de décider, dit-il, à quel moment la colère fut ressentie pour la première fois. Quand le petit

garçon eut huit jours, il fronçait les sourcils avant de
crier ; toutefois cela peut s'expliquer, sans colère, par
une douleur ou un malaise. A dix semaines environ, on
lui donna du lait passablement refroidi, et une légère
ride apparut sur son front tandis qu'il buvait ; il ressem-
blait ainsi à un adulte mécontent d'avoir fait une chose
qui ne lui plaît pas. Mais quand il eut quatre mois, on
pouvait voir distinctement quand il tombait dans un violent accès. Le sang lui montait au visage et à la peau du
crâne. Une faible cause suffisait. C'est ainsi qu'à l'âge de
sept mois, il cria de fureur pour avoir laissé échapper un
citron. Au même âge il repoussa un jouet qu'on lui
tendait contre son gré et frappa dessus. Je crois que
l'action de frapper était un signe de *colère* tout instinctif,
comme c'est instinctivement qu'un jeune crocodile, à
peine sorti de l'œuf, ouvre les mâchoires ; mais je ne
crois pas qu'il crut faire quelque mal au jouet. Agé de
deux ans et trois mois, il était très habile à jeter à la tête
de tous ceux qui l'irritaient, les livres, les bâtons, etc. »

Chez le singe, la colère se manifeste avec de légères
différences d'une espèce à l'autre, différences très scru-
puleusement notées par Darwin. Certains avancent les
lèvres, d'autres découvrent les dents en bâillant ; ceux-ci
frappent le sol d'une main « comme un homme irrité
frappe du poing sur une table placée devant lui », ceux-
là s'avancent brusquement vers l'adversaire en exécutant
des sauts saccadés ; presque tous font entendre des cris,
plus aigus chez les uns, plus gutturaux chez les autres.

Voici résumés les signes de la fureur chez l'adulte,
d'après Darwin, qui appuie ses propres observations sur
celles de Lavater, Gratiolet, Browne, Maudsley, Nicol,
Parsons, Rejlander, Scott, C. Bell, etc.

Le cœur et la circulation sont toujours impressionnés.

La respiration est profondement troublée aussi : la poitrine se soulève, les narines sont dilatées et frémissantes, d'où les expressions « respirer *la vengeance*, fumer *la colère*. » Le corps est maintenu droit, prêt à agir, parfois courbé vers l'agresseur ; les membres sont plus ou moins raidis. La bouche est fermée, les dents serrées ou frottant les unes contre les autres. Les bras se soulèvent et les poings se ferment. La tendance à frapper se satisfait souvent sur des objets inanimés. Les mouvements arrivent à être désordonnés et frénétiques ; des tremblements surviennent. Parfois les lèvres se paralysent et la voix se suspend, parfois la voix est rauque et discordante. L'écume vient aux lèvres. Les cheveux se dressent, mais cela est plutôt le fait d'une émotion mixte composée de colère et de terreur. Le front est parfois plissé avec les sourcils froncés, parfois lisse, avec les yeux grands ouverts. Les yeux sont brillants, parfois injectés ; les phénomènes pupillaires mal déterminés. Quelquefois les lèvres se portent en avant ; le plus souvent, elles sont rétractées et découvrent les dents serrées.

A un degré plus atténué, on observe la colère et l'indignation. Le cœur est légèrement surexcité, le visage, les yeux brillants, la respiration légèrement accélérée, les ailes du nez un peu élevées (signe caractéristique de l'indignation), la bouche le plus souvent fermée, les sourcils presque toujours contractés. La tête est droite, la poitrine effacée, les pieds solidement appuyés sur le sol, comme pour attaquer un adversaire que l'on toise d'ailleurs.

Chez les Européens, les poings se ferment. Enfin, l'on peut noter, quoique assez rarement, un ricanement de défi avec cette expression particulière que le visage regarde un peu en haut et se détourne à demi de l'auteur de l'offense, en même temps que la lèvre supérieure se soulève, ne laissant apercevoir que la canine d'un seul côté.

Anthropologique, ethnologique, évolutionniste, la méthode Darwinienne s'est appuyée pour l'étude de l'émotion colère, sur l'observation extérieure minutieuse et étendue. Plus récemment, certains physiologistes, en tête desquels on doit placer le professeur danois Lange, ont voulu pénétrer à l'intérieur du phénomène pour en analyser les éléments constitutifs. Le Dr Lange, considérant que les états organiques notés au cours des émotions, doivent être tenus pour antérieurs aux états de conscience et dans tous les cas pour bien plus importants et plus nécessaires qu'eux, s'est efforcé de préciser, comme il l'a fait pour les autres émotions, les conditions physiologiques ou extra-psychiques de la colère. Pour cet auteur, la colère prend place à côté de la joie parmi les émotions sthéniques, c'est-à-dire parmi celles qui s'accompagnent d'une accélération générale des actes vitaux. Comme dans la joie, mais à un degré supérieur, on observe la dilatation des petits vaisseaux avec augmentation de la température périphérique. Cette vaso dilatation qui, par son excès même entraîne des sensations pénibles, peut du côté des muqueuses aboutir à des hémorragies, nasales ou pulmonaires par exemple. Les veines du front se gonflent, ce qui n'a pas lieu sous l'influence de la joie. Comme dans la joie, l'innervation volontaire est augmentée dans la colère ; mais la différence est qu'ici cette augmentation est déréglée : « les mouvements sont moins coordonnés et moins mesurés dans leur force, ils sont mal gouvernés et incertains. »

Enfin, les sécrétions seraient modifiées dans le sens d'une plus grande production, bien que Lange n'apporte à l'appui de cette opinion que l'observation de l'écume aux lèvres des individus en proie à la colère.

Une autre méthode applicable à l'étude de l'émotion qui nous préoccupe est celle des questionnaires, très heureusement employée par Malapert. Ce mode d'enquête psychologique, très en honneur chez les Américains, présente sans doute de graves défectuosités que Ribot a signalées dans une remarquable étude, et qu'il importe de compenser par des soins spéciaux et des précautions infinies, tant dans la façon de formuler les demandes que dans l'interprétation des réponses. On doit reconnaître que Malapert s'en est surtout acquitté avec sagesse et conscience. Son travail nous a été d'une grande utilité.

Reste une méthode fort bonne et fort complète que nous aurions vivement désiré mettre à profit pour explorer la colère. C'est celle de l'observation clinique prolongée, aidée de l'expérimentation, méthode qui a donné à Georges Dumas les éléments de son excellente monographie sur la Tristesse et la Joie. Malheureusement la brièveté du temps que nous pouvions consacrer à ce travail était rendue plus sensible par les difficultés même du sujet. L'expérimentation est hérissée d'obstacles, en ce qui concerne les malades en colère. Le moindre graphique, le moindre résultat positif dans l'appréciation de la sensibilité générale ou sensorielle ne peuvent être obtenus qu'au prix d'une inlassable patience, après mille tentatives infructueuses, et grâce à des concours multiples et avisés. A peine peut-on noter quelques résultats généraux et de surface. Il est à peu près impossible de maintenir un appareil enregistreur pendant un temps suffisant, sur un sujet qui met une résistance violente aux lieu et place de la bienveillante collaboration, si souvent utile et parfois insuffisante à la bonne marche d'une expérience. Quoi qu'il en puisse paraître, il est très malaisé aussi ae recueillir les sécrétions des sujets en colère, pour les analyser chimiquement ; nous en savons quelque chose. Nous n'avons disposé encore par ce moyen que d'un nombre tellement réduit de documents qu'il nous est impossible d'asseoir dessus une conclusion quelconque.

Nous avons été réduit à procéder par le moyen de l'enquête clinique étendue au grand nombre de malades dont nous disposions dans l'asile, étendue même hors de l'asile grâce à la bonne volonté de correspondants dévoués, étendue dans le temps, grâce aux inépuisables richesses des dossiers complets et tenus à jour, que l'on conserve avec un soin jaloux dans les armoires du service.

Avant d'entrer dans le détail de nos observations, il n'est pas superflu de fixer la notion *colère,* et de dire ce que nous entendons par ce mot ; non pas, que nous prétendions en donner une de ces définitions exactes et parfaites dont seules peuvent se prévaloir les sciences mathématiques ; mais, somme toute, la *colère* est une entité fictive et n'a que la valeur d'un concept ; il importe d'établir avec précision quels sont les phénomènes constants et nécessaires qui la caractérisent dans la réalité. Il semble que tout le monde doive s'entendre quand on envisage une notion aussi banale et usuelle ; il n'en est rien, et plus d'une fois, il nous est arrivé de disputer avec nos infirmières devant une malade, sur ce point: Est-ce ou non de la colère? On n'est pas toujours tombé facilement d'accord.

Tout d'abord on doit distinguer la colère des simples récriminations, même proférées sur un ton un peu vif. Très souvent, un persécuté commence par se plaindre et ne se met que secondairement en colère. C'est l'apparilion des symptômes émotionnels qui marque le passage du premier état au second.

La simple agitation, au cours de laquelle les malades brisent tout autour d'eux, peut en imposer aussi pour de la colère. Celle-ci se distingue par l'apparition d'un état de conscience déterminé, qui, extérieurement, se traduit par des gestes et des attitudes à direction agressive bien marquée, et souvent, aussi par des tremblements. Mais encore quand les manifestations de la colère apparaissent dans un accès de manie, elles s'enchevêtrent souvent et alternent avec celles de la joie, au point que le départ en est souvent fort malaisé : chants de défi, gestes provocateurs et ironiques à la fois, rires et menaces se mêlent de façon parfois inextricable.

En outre de l'émotion joie, qui est sa très proche parente, la colère peut se rencontrer avec des émotions de sens contraire, comme la peur ou le déplaisir, émotions à l'égard desquelles on la voit intervenir au titre de phénomène réactionnel. Dans les cas de cet ordre, on est conduit à observer des états mixtes, mi-dépressifs, mi-sthéniques ou alternativement l'un et l'autre, quant à la manie émotionnelle, tandis que dans le champ de la conscience apparaissent à la fois des idées tristes et des idées d'agression ou de défense active.

Enfin, on a voulu distinguer la colère de l'impulsion, en attribuant à cette dernière comme caractéristique constante la soudaineté et l'inconscience absolue de l'acte auquel elle donne lieu. Il nous semble qu'en allant au fond des choses, la distinction n'apparaît pas aussi radicale qu'on l'admet généralement. Tout d'abord, il est des colères qui, s'augmentant en intensité à mesure qu'elles se dépensent (*vires acquiril eundo*), finissent par priver l'individu de tout contrôle sur lui-même. Et en second lieu, il n'est pas d'impulsion, comme il n'est pas de colère, pour si brutale soit-elle, qui ne contienne un raisonnement court, à l'état d'enveloppement, et consistant, au moins, en un brusque groupement d'idées et en une construction imaginative. Et pour appuyer cette opinion sur des faits, nous ne craignons pas de dire que l'on retrouve presque toujours dans l'impulsion d'un épileptique, sous les apparences d'illogisme et d'inconscience que lui confèrent sa désharmonie avec les circonstances environnantes, on retrouve la satisfaction d'un désir profond, émanant du caractère même du malade, ou l'exécution d'un projet antérieurement conçu, d'une idée longuement ruminée.

Un état de conscience, brusquement et sans transition, en remplace un autre, et voilà tout.

En résumé, nous entendons par colère une *émotion* donnant lieu d'une façon constante et immédiate à des *tendances agressives*. Nous pensons avoir dissipé toute équivoque dans la suite.

CHAPITRE II

COLÈRE EPILEPTIQUE

Cavalier, dans sa thèse inaugurale, désigne sous le nom de « fureur » la colère épileptique. « C'est, dit-il, parce qu'elle est une passion plus véhémente que chez l'homme sain et montre bien la distance qui existe entre ce dernier et le fou. »

Il nous paraît préférable de ne point créer un nouveau terme pour représenter un degré plus aigu d'un même état et préférons en marquer les différences en les caractérisant par une épithète significative.

La colère est de bon aloi, lorsqu'elle est légitimée par des causes suffisantes. C'est une force importante pour la conservation de l'individu que tout homme apporte en naissant ; elle est donc physiologique dans ce cas, car l'homme sain peut généralement la dominer et la juger sévèrement lorsqu'il a recouvré son sang-froid. Mais lorsqu'elle apparaît sous l'action des causes les plus futiles, qu'elle est en disproportion avec ces causes, elle devient pathologique et se rattache, soit à la constitution psychique de l'individu, et c'est alors une anomalie de développement, un véritable stigmate de dégénérescence, soit à une maladie nerveuse. Elle se présente alors sous la forme d'un sentiment de colère, d'un état d'irritabilité

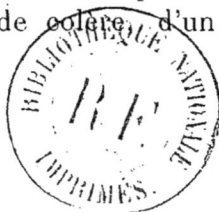

2

sinon toujours vibrant, du moins s'éveillant pour un rien ou sous forme d'accès : l'aliéné obéit à ses passions et ne les discute jamais.

A ce deuxième groupe, appartient la colère des épileptiques que nous nous proposons d'étudier dans ce chapitre.

Nous choisirons parmi les observations trouvées dans différents auteurs ou parmi celles que nous avons recueillies nous-même dans le service de notre maître M. le professeur Mairet, quelques faits types qui paraissent pouvoir nous servir d'exemples à l'appui de chacune des variétés de la colère épileptique.

Nous nous proposons de classer ces observations en trois séries principales.

Dans une première série, nous étudierons la colère comme fonds du caractère de l'épileptique, comme inhérente à sa constitution psychique.

Dans le deuxième groupe, nous ferons figurer les accès de colère liés aux troubles physiques du mal comitial, survenant soit avant, soit après les grandes attaques, les vertiges, les absences.

Dans la troisième série, enfin, nous rapporterons des observations de troubles mentaux, présentant les caractères de la fureur épileptique et dans lesquels les phénomènes physiques du mal caduc n'existaient point et n'avaient point existé au moment où on examinait ces malades.

EMOTION, COLÈRE, FONDS DU CARACTÈRE DE L'ÉPILEPTIQUE

L'épilepsie possède une symptomatologie tellement surprenante, a des causes si inconnues, que les anciens l'avaient appelée « maladie sacrée ». Ce ne fut point la seule dénomination qui lui fut attribuée et, sans nous arrêter à ce détail, signalons cependant, que les auteurs sacrés désignaient sous le nom de « lunatiques » les malheureux épileptiques. N'est-ce point le résultat de leurs études sur le caractère des comitiaux ?

Véritable Protée, l'épilepsie se transforme à l'infini, pour nous forcer, peut-être, à tenir compte de sa contingence. C'est d'abord la grande attaque, avec son cortège de symptômes apeurants, le cri, la chute, l'aspect terrifiant du malheureux gisant à terre, comme frappé d'une balle meurtrière, les cheveux hérissés, le front ridé, la face tuméfiée, rouge puis livide, les vaisseaux gorgés de sang et battant si fort qu'ils semblent prêts à se rompre. C'est enfin le réveil du malade triste et honteux comme un coupable.

Les accès ne sont point toujours aussi graves, il est vrai. Ils se bornent parfois à des vertiges, à des absences ; ils sont cependant sérieux à cause des phénomènes qu'ils entraînent avec eux.

Mais ces manifestations d'ordre convulsif ne sont point les seules, il en est d'autres, d'ordre purement psychique, par lesquelles le système nerveux central trahit une modalité anormale de ses éléments intimes. Désespérante par la violence de ses symptômes, par son incurabilité, elle l'est encore par ses funestes effets sur le physique et le moral de ceux qui en sont atteints, sans parler des effets accidentels locaux produits par la chute. Les perturbations vives et souvent répétées du système nerveux produisent à la longue des lésions dans les organes de la vie de nutrition. « Les traits de la face sont grossis, les paupières inférieures gonflées ; les lèvres épaissies ; les plus jolis visages s'enlaidissent, les yeux sont vacillants, les pupilles dilatées. Ces malheureux ont une démarche particulière ; ils sont difformes, paralytiques » (Esquirol).

Leur état psychique est tel qu'il donne à la personnalité épileptique son cachet particulier, permettant, même
en dehors de tout examen de soupçonner l'existence de la
névrose. Il en est cependant dont l'état mental ne présente aucune anomalie ; il semble que la crise passée,
rien ne persiste et que les malades restent de longues
années capables d'exercer correctement leur profession ou
leur art. Certains même ont tenu une place importante
dans l'histoire, nous pouvons citer ici : César et Napo-
léon. Mais ces cas sont exceptionnels et encore peuvent-ils
être soumis à une sévère critique. Le plus souvent, les
facultés intellectuelles se dégradent peu à peu : l'intelligence s'éteint, la mémoire s'altère, la démence incurable
arrive.

Mais le point important de ce chapitre est d'établir les
modifications profondes et permanentes qu'exerce cette
névrose sur le caractère de l'individu. A côté des accès
de colère, nés sous l'influence des attaques ou de ceux qui
sont le résultat d'une aliénation mentale se développant
fréquemment à côté de la névrose, il existe à l'état constant un sentiment colère : une modification constitution-
nelle, pour ainsi dire, tendant à la fureur.

Ce sentiment entre en vibration exagérée pour le motif
le plus futile, souvent même sans cause appréciable.
Certains d'entre eux semblent présenter des dispositions
inverses à la colère qui en font des malades timides,
craintifs, cauteleux, obséquieux jusqu'à la bassesse ; mais
ces qualités ne sont qu'apparentes et cèdent vite le pas
aux récriminations les plus violentes et les plus injustes,
aux emportements les plus subits.

Cette alternative constitue bien le fonds du caractère
épileptique. Morel l'avait déjà signalé, mais cette extrême

variabilité de leur humeur aboutit toujours à la prédominance de l'élément offensif.

Certains, qui sont naturellement sombres et apathi-
ques, sont traversés par des changements d'humeur et
d'allure d'une brusquerie singulière : ils passent tour à
tour de la bienveillance la plus outrée à la colère la plus
violente. C'est un caractère explosif au même titre que
celui des imbéciles ou des idiots, décrit par Sollier, et ces
explosions émotionnelles sont d'une brusquerie telle
qu'elles méritent bien d'être rapprochées des paroxysmes
psychiques dont elles ne sont qu'une ébauche affaiblie.

C'est à dessein que nous avons insisté sur les différentes formes, sous lesquelles apparaît le mal comitial,
et si nous avons conservé pour la fin de cette description
le tableau du caractère épileptique, c'est parce que nous
avons pensé qu'il était lié à l'état névrosique lui-même.
Si ces individus sont irascibles et coléreux, c'est parce
que ces sentiments sont l'apanage des dégénérés.

Ainsi donc tempérament haineux, empreint d'un degré
d'offensibilité très marquée : tel est le sceau, la caractéristique de cette catégorie de malades.

Cette irrégularité qui existe dans leurs sentiments se
reflète nécessairement dans leurs paroles et leurs actes :
ils cherchent querelle à tous ceux qui les entourent, se
plaignent de tout et de tous, s'irritent pour le motif le
plus futile et se livrent à des actes violents et subits.

Nous pourrions prendre l'un après l'autre tous les
malades épileptiques en traitement à l'asile de Montpellier
et nous relèverions chez tous, à un degré plus ou moins
marqué, cette facile irascibilité.

Choisissons quelques observations :

En voici une qui nous montre bien le caractère constamment irritable du malade. Elle nous paraît d'autant

plus nette qu'aucune aliénation mentale, qu'aucun délire n'est greffé sur ce fonds pour porter atteinte à sa nature : c'est un épileptique pur, sans perversions sensorielles, sans idées délirantes, interné par le seul fait de son degré trop marqué d'offensibilité.

Observation Première

M. Br. ., Pierre Théodore entré le 7 avril 1905.

Pas d'antécédents héréditaires.

Au point de vue personnel, on ne note rien de particulier, sauf des abus d'alcool et de tabac.

Stigmates de dégénérescence : front bas, fuyant, étroit, bosses frontales peu développées ; oreilles mal ourlées, à lobule adhérent ; voûte palatine ogivale, dentition irré gulière.

Tout jeune, caractère violent, emporté ; étant enfant on relève de nombreuses traces de sa méchanceté envers ses camarades et envers les animaux.

Depuis cinq ans a des attaques, environ une tous les huit jours, en même temps il est devenu violent, brutal, dangereux et agressif. Sa femme lui refusa un jour de l'argent pour aller au cabaret, il saisit immédiatement un couteau et l'en menaça ; puis lui lança une bouteille au visage, enfin la saisit par le cou et chercha à l'étouffer. A l'hôpital, il s'est montré moins agressif, mais on sentait à chacune de ses paroles et au ton de sa voix que la colère se trouvait chez lui à l'état permanent.

Nous allons retrouver plus puissamment installé encore le sentiment de colère chez la malade que voici.

Observation II

V..., entrée le 16 mars 1889, avec une hérédité chargée : Père mort à 55 ans d'hémorragie cérébrale, alcoolique et rhumatisant, très méchant pour son entourage ; un oncle épileptique, une tante aliénée.

Les antécédents personnels nous signalent à l'âge de 4 ans un traumatisme sur le crâne. Tout enfant, on signale son mauvais caractère. Réglée à 11 ans, à la suite d'un violent accès de colère, depuis mal réglée, plus irritable dans la période menstruelle.

Suivons les rapports journaliers : dès les premiers jours de son arrivée, elle commence à se quereller et se battre. Taquinée par une de ses compagnes, elle riposte en saisissant une chaise et la brise sur le dos de son ennemie. Un autre jour, priée poliment par une infirmière d'aider au nettoyage d'une salle, elle prend un balai, le brise sur son genou et le jette à la tête de ses compagnes. Pas une journée ne se passe sans que Mlle V... ne soit signalée pour avoir dit des grossièretés ou pour s'être querellée ou battue.

Punie maintes fois, elle fait les promesses les plus vives, elle jure de ne plus se laisser aller à de pareils emportements, et le lendemain, sans raison aucune, elle pique une malade infirme avec une épingle puis se jette sur elle et la foule aux pieds. Le lendemain, c'est à l'aide de ciseaux qu'elle se venge de la moquerie d'une camarade et n'a aucun regret de son acte

En un mot, cette malade entretient le désordre dans sa section et est un danger constant pour tous ceux qui l'approchent.

Hyperexcitabilité constante, irritabilité par les plus petites causes : tel est le fonds du caractère de cette malade.

Voici une dernière observation qui nous a paru particulièrement intéressante à plusieurs points de vue. La malade qui en est l'objet présente une association des deux grandes névroses : hystérie et épilepsie ; et, non seulement, elle possède nettement tous les troubles physiques inhérents à chacune d'elles, mais encore elle en a le psychisme. Menteuse, taquine, vaniteuse ; voilà l'hystérique. Méchante, querelleuse, irritable ; telle est l'épileptique.

A tour de rôle et suivant les moments, elle nous apparaît avec tel ou tel caractère ; on dirait une personnalité dédoublée ; toutefois, la prédominance de l'irritabilité n'est point douteuse. Cette femme est plus épileptique qu'hystérique ; la série de ses violences nombreuses en est la preuve.

Voici son observation :

OBSERVATION III

B... Anna, 25 ans.

Entrée le 6 juillet 1901.

Diagnostic. — Epilepsie et hystérie associées.

Comme antécédents héréditaires, on note un père alcoolique avéré et une mère arthritique.

Antécédents personnels. — Une rougeole à 13 ans, une scarlatine à 13 ans et demi. Menstrues à 14 ans.

Stigmates de dégénérescence : légère asymétrie faciale, peu de développement des bosses frontales ; microcéphalie ; voûte palatine très ogivale ; grandes oreilles à lobule adhérent.

Un peu d'affaiblissement intellectuel.

Jusqu'à 15 ans, caractère normal, sentiments affectifs conservés.

A 15 ans, crises de nature épileptique et en même temps modification du caractère : méchanceté, colère, érotisme. Elle devient « toute vice et toute malice », nous dit sa mère. C'est ainsi qu'après une simple contrariété avec une voisine, elle prend un couteau et l'en frappe, puis se précipite sur ses parents pour accomplir le même acte délictueux.

Entrée dans l'établissement, elle est l'objet de toutes les craintes par sa méchanceté et sa colère auxquelles s'ajoute le mensonge.

Après une discussion, elle saute à la gorge d'une malade et lui arrache une poignée de cheveux ; grondée et punie, elle prétend ne rien se rappeler et ne peut expliquer la cause de cette punition : toutefois, elle promet d'être raisonnable. Arrivée dans sa section, elle s'approche de sa victime et lui dit : « Tu me la payeras ». Surprise en flagrant délit de mensonge, elle est grondée et par précaution, changée de salle ; sa colère persiste, s'accroît même de ne pouvoir être assouvie ; elle crie, injurie, récrimine, mais n'oublie pas son but et se tient constamment à la porte, cherchant par tous les moyens à atteindre sa victime.

Ces faits se répètent quotidiennement et dans le dossier de cette malade nous voyons constamment les mentions suivantes : indocile, capricieuse, s'est révoltée contre les infirmières ; a frappé sans motif telle ou telle malade.

Nous avons pu nous-même assister à une scène de violence suscitée au moment de la visite par une cause peu importante. Sans souffler mot, la malade devint blème, puis rouge; les yeux fixes, les membres contracturés, le corps penché en avant, elle se précipite sur une table, la brise en morceaux, en lance çà et là les éclats et se roule au milieu des débris en les mordant et y crachant dessus.

Mais nous n'insistons pas ici sur cet accès de rage qui fera l'objet d'un prochain paragraphe. Nous tenions seulement à le signaler pour montrer le degré d'irritabilité auquel peuvent atteindre ces malades.

Il nous semble avoir suffisamment démontré l'existence du sentiment colère comme faisant partie intégrante du caractère des comitiaux et de leur état mental.

Mais, là ne se borne point leur irritabilité : quoique constante, elle subit des oscillations et c'est maintenant sous cette forme d'accès que nous allons l'étudier.

DES RAPPORTS ENTRE LES CRISES CONVULSIVES
ET LES ACCÈS DE COLÈRE

Nous avons essayé de montrer dans le paragraphe précédent l'influence de l'affection épileptique sur le caractère des malheureux qui en sont atteints.

Examinons maintenant les cas dans lesquels il paraît exister une liaison étroite entre la fureur et les attaques d'épilepsie.

En effet, cet état coléreux permanent, inhérent à la constitution du comitial peut se modifier à certaines périodes de son existence et alors le sentiment colère revêt une forme paroxystique subaiguë présentant les mêmes caractères que tout à l'heure mais excessivement accentués.

Les périodes auxquelles nous trouvons tout particulièrement cette fureur paroxystique nous semblent en rapport avec les attaques. Esquirol n'avait pu mettre en relief la liaison existant entre les phénomènes physiques de la crise et les troubles psychiques qui l'accompagnent.

Cavalier et Falret l'ont démontré très nettement.

Dans certains cas, cependant, nous dit Cavalier, les rapports entre les accès de fureur et les attaques sont difficiles à déterminer ; c'est principalement dans deux conditions ; d'abord lorsque les attaques sont fréquentes ; en second lieu, lorsqu'elles sont excessivement rares et que les accès de colère sont très nombreux.

Nous avons cherché à établir des rapports encore plus étroits entre ces divers phénomènes et nous sommes parvenus à conclure qu'en dehors des conditions citées plus haut et étudiées par Cavalier, il est d'autres cas où la crise épileptique remplace la colère et où réciproquement l'accès de colère paraît nettement tenir lieu de crise convulsive.

Nous relisons dans les dossiers des malades en traitement à l'Asile deux cas de ce dernier ordre et dans les Annales médico-psychiques, le docteur Schyman cite un fait très curieux d'un accès de colère remplaçant l'attaque.

Voici ces trois observations :

OBSERVATION IV

Mart... Anna-Célestine, née à Saint-Gély-du-Fescq, entrée en décembre 1900. Antécédents héréditaires : Pas d'antécédents. Antécédents personnels : A toujours eu un caractère violent; pas de maladies, arrêt intellectuel marqué, émotions exagérées, stigmates de dégénérescence : microcéphalie, face asymétrique, oreilles mal ourlées, lobule adhérent, implantation des cheveux irrégulière, voûte palatine ogivale, un peu de prognathisme.

Histoire de la maladie : A 4 ans, convulsions pendant trois jours. A 15 ans, avec l'apparition des règles ; attaque d'épilepsie sans cri initial et sans période convulsive.

Jusqu'à 20 ans, trois à quatre attaques par mois, dans l'intervalle quelques vertiges.

Ma... observée attentivement, traverse des alternatives de calme et d'agitation. Lorsqu'elle est bien, il n'y a pas de malade aussi souple, aussi docile, travaillant avec goût, rendant maints services pour l'entretien de sa section. Elle s'intéresse aux malheureuses infirmes et s'apitoye sur leur sort.

Mais ces périodes sont entrecoupées par des crises de colère où le changement est complet dans le caractère de Mart...

Ces périodes se présentent : 1° en coïncidence avec la venue des attaques ; 2° comme phénomène surajouté ; 3° comme remplaçant l'attaque.

Dans les deux premiers cas, ce sont des accès de colère pure d'une durée de plusieurs heures, mais ne dépassant pas une demi-journée.

La malade est en proie à la plus grande violence, il faut qu'elle accomplisse, malgré tout, les actes qu'elle a en tête. L'empêche-t-on de sortir, elle saute par la fenêtre ; elle casse des vitres, crie, se roule à terre, cherche à mordre et même à s'étrangler.

Lorsque sa fureur tient lieu d'une attaque, elle dure plusieurs jours, mais néanmoins, elle est constamment aiguë, les précautions les plus minutieuses doivent être prises pour éviter de graves accidents. La malade court constamment d'un endroit à l'autre, crie, grimpe aux croisées, se couche à terre ; sa face est toujours très pâle, des troubles sécrétoires sont très accentués. Puis, brusquement, succède à cette crise un état de torpeur de 48 heures à 3 jours. La malade abattue, fatiguée, doit rester alitée ; elle est comme endormie, faisant de la fièvre, mouillant sous elle. Reprenant ensuite ses esprits, elle est calme pendant un espace de temps considérable, sans attaque et sans crise de fureur.

OBSERVATION V

Be... Léon, entré le 9 mai 1899.

Antécédents héréditaires. — Grand-père et grand'mère paternels morts d'apoplexie.

Père : rhumatisant.

Mère : très nerveuse et sans crises.

Sœur : très nerveuse.

Frère : mort à l'âge de 6 mois de convulsions.

Antécédents personnels. — Mauvais caractère, irascible, méchant, intelligence moyenne jusqu'à dix ans, incontinence d'urine jusqu'à douze.

Stigmates de dégénérescence : front aplati.

Bosses frontales sans développement.

Yeux hagards, regard sournois.

Nez busqué.

Oreilles mal ourlées.

Voûte palatine ogivale, lèvres épaissies, dents mal implantées.

Histoire de la maladie. — Première attaque : 12 ans. Complète, puis alternativement simples mouvements convulsifs de tout le corps, crises complètes, accès de colère.

Depuis son entrée dans l'établissement, ce malade a des crises convulsives assez fréquentes, généralement très intenses. Elles se renouvellent assez périodiquement et sont suivies d'accès de colère.

Le malade, en proie à des hallucinations de l'ouïe et de la vue, s'imagine voir des personnages parler mal des siens. Un véritable état de rage s'ensuit. Le visage congestionné, la bouche remplie de salive, s'écoulant entre les arcades dentaires, serrées, les poings contracturés, le malade s'élance en avant. « Pour aller sur un autre, il traverserait le feu », nous dit l'infirmier qui le soigne, ce qui nous montre bien la force impulsive qui agite M. B...

En dehors de ces accès et lorsqu'il n'a pas eu d'attaques de quelques jours, un état particulier s'empare de lui ; ceux qui vivent près de lui le connaissent bien.

M. B... devient maussade, triste, soupçonneux ; il s'isole de ses camarades, puis, progressivement, devient irritable, méchant, en même temps il est égaré. Cependant, il comprend encore, puisque, à cette période, il fait, de parti-pris, le contraire de ce qui lui est ordonné.

Cet état s'accentue, l'égarement devient plus intense, et alors le malade est en proie au sentiment de peur.

Une réaction rapide fait suite à ce sentiment : l'offensive est instantanée, et alors se déroulent une succession d'actes plus violents les uns que les autres. Rien ne résiste à sa fureur, ce ne sont que luttes et disputes. Les infirmiers, les malades reçoivent coups de poings, coups de pieds, principalement dans les testicules et à la figure, et si M. B... n'a personne pour satisfaire cette soif de méchanceté, il s'en prend à ses vêtements qu'il met alors en lambeaux.

Il se rue la tête la première contre les portes ou les arbres de la cour et se fait quelquefois de graves blessures.

Tant que dure cet état, sa circulation est augmentée, son visage est congestionné. Les fonctions gastro-intestinales s'effectuent mal ; puis, petit à petit, le calme reparaît.

Voilà deux malades chez lesquels nous voyons nettement la colère tenir lieu d'attaques et nous sommes d'autant plus certains de ce fait, que, par une médication appropriée, on est parvenu à juguler ces désordres. Provoquer une crise en diminuant la dose de bromure est le traitement qui réussit parfaitement et dans ce cas nous considérons les accès de colère bien plus fâcheux que les crises convulsives.

Observation VI

Le docteur Schyman nous rapporte l'histoire curieuse d'une épileptique : il s'agit d'une fille de 30 ans dont les accès étaient d'une remarquable intensité. « Cette épileptique fut atteinte d'un choléra qui l'affaiblit beaucoup, mais qui se termina cependant par la guérison. A peine rétablie, elle s'agita, montra beaucoup de mobilité, accusa qu'elle sentait remuer quelque chose de vivant dans son ventre et se pénétrant de plus en plus de cette idée, finit par prétendre qu'elle était enceinte ; la moindre contradiction à ce sujet produisait un accès de fureur tel qu'il fallait l'assujettir sur un fauteuil. On tenta plusieurs épreuves pour la tirer d'erreur, *on simula même un accouchement* et l'on eut alors l'occasion d'observer *une excitation assez vive* du côté des organes de la génération. Tout fut inutile, elle resta dans son erreur. Le sommeil l'avait quittée, l'agitation n'avait pas de trêve. On opposa l'emploi de *l'opium à haute dose ainsi que du camphre et du nitre* et l'on finit ainsi par obtenir graduellement un peu de repos ; mais l'idée fixe existait toujours.

» Elle n'a *disparu que par le retour des accès d'épilepsie* qui, pendant cette aliénation mentale passagère, n'avaient pas reparu et étaient ainsi la cause de ce délire ».

Détaillant plus intimement les connexions unissant les troubles physiques et les troubles psychiques de l'épilepsie, nous avons noté l'observation d'un malade chez lequel éclatent des accès de colère avant et après la crise convulsive.

OBSERVATION VII

Roq... Joseph, 61 ans, entré le 6 octobre 1903.

Pas de renseignements héréditaires.

Antécédents personnels : artério-sclérose, emphysème pulmonaire, foie volumineux, diabète, léger enraidissement musculaire ; réflexes exagérés, traumatisme crânien à 7 ans.

Abrutissement intellectuel assez marqué, caractère violent, irascible, brusque et alternativement doux, timide, paisible.

Ce malade est en proie à de violentes colères. Sa face pâlit d'abord, rougit ensuite ; ses membres sont animés de tremblements, ses gestes sont tantôt lents, tantôt rapides, et il se livre ensuite à toutes sortes de brutalités.

Aussitôt après, il tombe dans une attaque complète sans particularités. Il dort une demi-heure puis se relève seul ; le regard égaré, il se dirige vers un point quelconque et brise tout ce qui lui fait obstacle. Tous ces actes sont accomplis dans le plus grand silence ; il ne parle pas, ne répond pas si on lui adresse la parole et, son accès de fureur passé, il va s'asseoir dans un endroit écarté où il

3

demeure pensif. Quelques heures après, interrogé, il déclare ne se rappeler de rien, regrette néanmoins les scènes qu'on lui raconte : il vaudrait mieux, dit-il, que je sois mort.

A la suite de ces colères, le malade demande à se cou-cher, il éprouve une faiblesse extrême, refuse toute nourriture pendant un jour au moins, puis reprend ses anciennes habitudes et son travail.

Cavalier, dans sa thèse, relate une observation du même ordre.

OBSERVATION VIII

Jean B..., était d'un tempérament sanguin, d'une cons-titution très forte, athlétique, sa force était prodigieuse, même en dehors de ses accès. Il était agé d'environ 35 ans lors de son entrée dans l'établissement. Un de ses frères a été admis quelques années plus tard comme aliéné épilep-tique.

Il n'était pas sujet aux vertiges mais seulement aux grandes attaques. Elles revenaient par époques, qui du-raient trois ou quatre jours. quelquefois même une semaine. Pendant cette période. Jean B... avait plusieurs attaques chaque jour, il restait ensuite quelque temps, 10, 15 même 20 jours sans manifestation épileptique. Un quart d'heure et même une demi heure avant l'attaque ordinai-rement, il s'empressait de monter sur la fenêtre de la cour ; il restait là silencieux, faisait des gestes bizarres ; dès ce moment, sa tête se congestionnait, son visage devenait rouge et même violacé ; il ne pouvait supporter alors la moindre contrariété, il suffisait qu'un malade s'approchât un peu trop près de lui pour que Jean B... se livrât à des actes de violence très graves. Il le menaçait d'un ton brusque, le saisissait, souvent même le renversait à terre avec tant de violence que le malade en restait étourdi. D'autres fois, Jean B... marchait à grands pas, silencieusement, sans chanter ni crier ; si, pour prévenir des malheurs, les gardiens voulaient s'emparer de lui, ils trouvaient une vive résistance. Jean B... sans proférer d'injures, sans menacer, essayait de leur faire des blessures très dangereuses ; s'il venait par hasard à se blesser, alors il n'avait pas l'air de s'en apercevoir. La congestion s'accroissait au point que cet épileptique devenait presque noir. Une attaque très forte ne tardait pas à se manifester brusquement. Elle était, peu de temps après, suivie de plusieurs autres, dans l'intervalle desquelles le malade était plongé dans l'affaissement.

A la suite de cette série d'attaques, un violent accès de fureur aveugle éclatait : Jean B... était alors indomptable. S'il était enfermé, il se barricadait dans sa cellule, et armé de quelques débris de son lit, il déclarait qu'il tuerait la première personne qui essaierait de pénétrer dans sa cellule. Ces accès de fureur avaient une durée variable, quelquefois seulement deux ou trois jours, ordinairement de huit jours, mais on les a vu persister pendant plus de deux semaines, sans intermission, sans rémission notable.

Nous devons encore à l'obligeance de M. le docteur Pichenot, deux cas dans lesquels les accès de colère paraissent indépendants des attaques, mais celles-ci sont si fréquentes chez les malades observés que nous n'hésitons pas à les relier aux crises convulsives ; du reste, ce rapport est procuré par ce fait que des accès de fureur nombreux finissent par procurer des attaques.

Voici ces deux observations :

OBSERVATION IX

Ch... Marie Joséphine, née le 30 juin 1866. Transférée de la Salpétrière le 20 mai 1888. Diagnostic : folie épileptique et faiblesse intellectuelle. Crises assez rares.

A été traitée deux fois à Sainte-Anne en 1879.

Est habituellement gaie, très docile, plutôt craintive, mais s'emporte très facilement.

A noter chez elle de la faiblesse intellectuelle, quelques rares notions, ne sait ni lire ni écrire, arrive avec peine à compter jusqu'à dix.

Bien que maigre, jouit d'une bonne santé physique et elle n'a point fait de maladies depuis qu'elle est à l'asile de Montdevergues.

Très irritable, Ch..., se met fréquemment en colère. Ses accès de colère reviennent régulièrement tous les deux jours, et ses périodes de fureur paraissent alterner avec ses périodes de crises épileptiques, les accès de colère étant moins fréquents pendant les dernières.

Au moment de ses accès, Ch..., pâlit très légèrement, ses yeux sont fixes, mais non injectés, son front se plisse de rides, sa bouche entr'ouverte est prête à proférer des injures. La malade reste à la même place et frappe violemment des pieds, elle gesticule de ses bras qui sont animés de secousses brusques. Elle ne se roule pas à terre : sa voix ne change guère de timbre, mais s'élève un peu plus haut que d'ordinaire, et elle profère de nombreuses insultes en serrant les poings, ne s'arrêtant que pour reprendre haleine. Dans ces paroxysmes, Ch... passe fréquemment aux actes, mord les autres malades ou bien elle-même, se mutile les doigts, frappe de ses poings et de ses pieds sur les objets mobiliers, les tables, les bancs, saisit les chaises et les lance sur ses compagnes, qu'elle traite de « p... », de « c... », etc..

C'est la jalousie, qu'on trouve à un très haut degré chez cette malade, qui paraît provoquer ses colères. Qu'on fasse la moindre faveur à une de ses compagnes et aussitôt Ch... s'en offusque et entre dans une vive fureur. Elle ne paraît pas du reste préméditer ses violences qui se produisent dès qu'on contrarie la malade.

Après ses accès, Ch... accuse des maux de tête qui s'accompagnent de rougeur de la face et d'étourdissements. Elle n'a pas faim et refuse de manger. Quand ces accès se montrent très fréquents, ils paraissent amener à leur suite une période de crises.

On n'a pu établir de corrélation bien nette entre ces accès et la température, où les autres circonstances extérieures.

OBSERVATION X

Ri... Elisabeth, femme B..., née le 7 août 1850. Entrée à l'asile de Montdevergues le 20 août 1896. Diagnostic : crises d'épilepsie alternant avec des accès de manie épileptique.

Malgré son âge est plutôt gaie, enjouée, chante toute la journée, mais a de brusques sautes d'humeur, est querelleuse et s'emporte facilement.

Elle approche de la période démentielle, elle ne sait plus son âge, ne peut plus lire et écrire qu'avec difficulté et n'arrive plus à compter juste $(2 + 3 = 9)$.

Le crâne est petit, le front bas et étroit avec bosses frontales très proéminentes. Boiterie, avec œdème permanent des membres inférieurs. Le poignet gauche est ankylosé dans une flexion à angle droit sur l'avant-bras et porte des traces anciennes de brûlures. Sa santé est bonne.

Ses accès de colère se traduisent par des pleurs, des cris. La malade déchire ses vêtements, se déshabille, se roule à terre et cherche à s'étrangler en se serrant le cou de ses deux mains ou à s'étouffer en enfonçant un poing dans sa bouche. Elle lance ses souliers à la figure de ses compagnes ou cherche à les frapper avec sa canne. Ces accès se produisent fréquemment, une fois tous les deux ou trois jours, et semblent aussi alterner avec les crises. Dans les périodes de crises, en effet, la femme B... est obnubilée, mais ses colères sont alors rares.

Pendant ses accès de colère la femme B... est toujours rouge, congestionnée. Elle n'a pas de frissons. Mais ses yeux sont égarés et injectés. Son front se ride et sa bouche est presque constamment ouverte. Sa voix est toujours plaintive mais plus vive qu'à l'ordinaire, et elle jure, blasphème, dit des saletés. Elle serre bien sa canne et casse des vitres si elle ne peut se venger sur quelqu'un. Elle n'a jamais essayé de mordre.

Ces accès sont spontanés et provoqués par les refus qu'on est obligé d'opposer aux exigences de Mme B... Coquette, elle demande souvent des vêtements neufs ; très préoccupée de sa santé, elle essaye d'obtenir tous les jours « un remède », comme elle dit ; elle exige aussi de fréquentes visites de ses enfants. Si on ne se conforme pas strictement à tous ces désirs, c'est plus qu'il n'en faut pour donner matière à la fureur de cette malade. Il est à noter, en passant, qu'un de ses fils a été, lui aussi, interné à Montdevergues pour épilepsie.

Après ses accès, la femme B... se met à pleurer et dit qu'elle a mal à la tête.

La température paraît influer sur ces accès de fureur, la chaleur paraissant les accroître en nombre.

Il nous reste maintenant à étudier les cas de beaucoup les plus nombreux où les accès de fureur éclatent comme prodromes ou comme phénomènes consécutifs à l'attaque.

ACCÈS DE COLÈRE, PRODROME

Si la crise convulsive survient parfois d'emblée sans être annoncée par aucun symptôme, soit physique, soit moral qui puisse en faire prévoir l'apparition prochaine, il n'en est pas toujours ainsi et très souvent elle est précédée de différentes perturbations de l'esprit, les épileptiques ont alors une confiance extrême dans leur force, un état de mobilité, d'irritabilité qui peut aller jusqu'aux emportements les plus violents.

Le malade entre dans un accès de colère furieuse contre les personnes, même contre celles qui lui sont chères, et contre les objets inanimés. Il devient loquace, grossier, injurie son entourage sans paraître s'en apercevoir. Ses yeux brillent d'un éclat particulier, ils prennent une expression féroce, sa face est congestionnée, son corps est couvert de sueur, ses membres sont agités de mouvements violents.

A ce moment la conscience est parfois conservée où incomplètement détruite, témoin le malade d'Avignon qui attend le moment favorable pour frapper à coup sûr le docteur Geoffroy.

La violence de ces hommes est inouïe, leur force est décuplée et jamais en rapport avec l'acte à accomplir, leur acharnement est terrible, tel celui de l'épileptique de

Legrand du Saulle qui arracha jusqu'à la dernière pièce du parquet de sa cellule avec ses mains.

La température qui s'élève à ce moment-là, peut arriver jusqu'à 40 degrés ; les pulsations sont aussi augmentées, la respiration haletante obéit aux contractions des muscles volontaires. Aussi comprend-t-on que les moyens les plus restrictifs soient mis en œuvre pour se protéger de la fureur de tels malades. La crise éclate ensuite, son intensité est généralement en rapport avec celle de la fureur, puis tout disparaît.

Rappelons-nous les observations de ces malades citées plus haut, Mars.... Anna et Roq.... Joseph, nous y retrouvons tous les symptômes que nous venons de décrire.

Falret en cite quelques exemples et Cavalier dit lui-même : « nous trouvons un exemple de fureur précédant les attaques dans l'observation de Louis Bl.. . que nous avons rapportée.... Mais pour prouver que ce mode de manifestation n'est point rare, je transcris ici une autre observation de ce genre. »

OBSERVATION XI

Jean V.. est d'une bonne constitution, de petite taille, de tempérament bilieux ; il exerçait, avant son entrée dans l'asile, la profession de potier d'étain. Nous n'avons pu nous procurer des renseignements sur l'hérédité dans sa famille.

Ce malade est sujet aux grandes attaques ; il n'a pas de vertiges. Les attaques n'arrivent pas fréquemment, mais elles sont violentes.

Les intermissions sont assez prolongées et durent quelquefois plusieurs mois.

Quand l'attaque survient, elle est rarement isolée ; dans la même journée ou les jours suivants, elle est suivie de plusieurs autres. Il n'y a pas plus de fréquence la nuit que le jour.

Dans la journée où l'attaque se déclare, et avant elle, Jean V... a le caractère plus irritable, il s'emporte pour la moindre des choses ; il dit des injures, accuse les autres malades d'être des lâches, se plaint des infirmiers, du médecin, et prétend qu'il les fera punir par la justice. Il menace et cherche même à frapper. La loquacité est grande. Les paroles empreintes de douceur n'ont aucun effet et l'irritabilité persiste même à un si haut degré que le moindre prétexte suffit pour faire renaître la fureur. Dans un de ces moments, un aliéné s'étant un peu trop rapproché de lui, il voulut le saisir, mais celui-ci, se trouvant le plus fort, le renversa brusquement et V... eut la jambe cassée.

Quand il se bat avec un autre aliéné et qu'un gardien est intervenu pour les séparer, Jean V... paraît se calmer un peu, mais, bientôt après, il revient pour se battre de nouveau.

Ce malade se fait encore remarquer par ses exigences ; il se plaint de la nourriture, refuse tout travail ; si on veut le contraindre, il s'irrite et cherche à frapper surtout au visage ceux auxquels il s'attaque. Sa haine est aveugle et ne tient aucun compte de la force de ceux qui veulent le retenir dans sa fureur. Une punition donnée sur-le-champ amène seule un calme momentané.

Enfin, survient l'attaque qui dure 6 à 10 minutes ; il reste ensuite dans un état de torpeur pendant une demi-heure et même une heure, puis V... se relève tout seul.

Il reste étourdi comme privé de toute intelligence, pendant plusieurs heures ; l'affaissement intellectuel persiste quelque temps, cependant il reprend son travail, qu'il fait d'abord avec un peu de maladresse. Peu à peu il revient à son état naturel ; son caractère ne paraît pas modifié, il n'est pas plus inquiet qu'à l'ordinaire. Son irritabilité n'est pas sensiblement accrue, lors même que plusieurs attaques se sont produites dans un court espace de temps. Il reste ainsi longtemps calme, tranquille, obéissant, mais excessivement orgueilleux ; il est toujours enchanté de lui ; il dédaigne alors les provocations, les injures qui lui sont adressées. Cependant, au fond la susceptibilité existe ; il travaille assez bien.

Son intelligence est affaiblie, la démence est manifeste. Cependant V... comprend bien ce qui n'exige pas de grands efforts intellectuels. Ce calme se prononce ordinairement assez longtemps : il persiste quinze jours, un mois et quelquefois deux. Pendant tout ce temps V... n'a pas d'attaque ni de fureur proprement dite, mais seulement quelques mouvements d'impatience.

Les attaques ne sont pas devenues plus fréquentes, mais la démence a fait des progrès et les accès de fureur sont un peu moins violents.

Voici deux nouvelles observations, l'une recueillie par M. le docteur Pichenot, dans son service ; l'autre par nous-même dans le service de notre maître. M. le professeur Mairet.

Observation XII

Sa... Marie, née le 22 juin 1875. Entrée à l'Asile de Montdevergues le 9 décembre 1895. Diagnostic ; Hystéro-épilepsie avec accès d'agitation et impulsions dangereuses. Frère en traitement à l'Asile.

D'ordinaire, raisonnable, souriante, docile ; chaque mois, au moment de ses règles, présente une période d'excitation, qui dure trois jours et pendant laquelle elle a de fréquentes crises d'épilepsie, change de caractère ; devient querelleuse, s'emporte, se bat avec les autres malades, ou bien est triste, pleure, et demande à sortir de l'Asile.

Débilité intellectuelle, peu de mémoire, n'a jamais pu apprendre à lire ni à écrire, ne connaît aucun métier.

De petite taille, très maigre, mais jouit d'une bonne santé : elle n'a pas eu la moindre indisposition depuis cinq ans. Il paraîtrait qu'elle n'a commencé à marcher seule qu'à l'âge de 9 ans, elle ne peut nous fixer sur la cause de ce retard. Crâne petit.

La moindre contrariété (par exemple l'absence de nouvelle de ses parents) suffit à amener la plus violente colère. Tout d'un coup Sa... s'élance de sa place, sort dans la cour, qu'elle se met à parcourir en gesticulant avec violence, en injuriant la personne qui l'a contrariée. D'autres fois, elle se jette, au premier abord, sur les fenêtres, casse les vitres. Enfin, il lui arrive fréquemment de se jeter sur cette personne, si elle est en sa présence.

et de lui donner des coups avec acharnement. Avant
d'entrer à l'Asile, alors qu'elle était encore jeune, elle a
proféré des menaces de mort à l'égard de sa grand'mère
qu'elle a rouée de coups ensuite : sous apparence de la
caresser, elle a essayé d'étrangler sa plus jeune sœur ainsi
qu'un de ses petits camarades de jeux.

Pendant ses accès de colère, la malade est pâle, tout
son corps est secoué de frissons intenses. Ses yeux, injectés se projettent en avant, son front est excessivement
ridé, et de sa bouche, grande ouverte, s'écoule de la
salive. Elle a ses poings fermés, crispés et tout en profé-
rant des mots orduriers. elle essaye de se jeter sur ses
compagnes pour les frapper. Quand elle ne peut y réus-
sir, elle se roule à terre, et essaye de se mordre elle-même.

Comme suite à ses accès de colère la malade a fréquemment des crises : l'accès de colère aurait alors la valeur de
l'aura. D'autres fois, Sa... pleure après sa fureur, mais
elle se console très vite. Elle éprouve des douleurs à la
tête, qu'elle va mouiller sous la fontaine. L'appétit est
bien conservé.

Il semblerait que, chez elle, Sa... ait quelquefois pré-
médité et préparé, sinon son accès de colère, du moins
les violences auxquelles elle s'est livrée à l'occasion de son
accès. Il est vrai que l'hystérie peut apporter ici sa con-
tribution. En outre, Sa... a plusieurs fois avoué qu'elle ne
peut résister à de véritables impulsions.

Les accès de colère, comme les crises d'épilepsie du
reste, sont plus fréquents au moment des règles, les circonstances extérieures ne paraissant pas avoir d'influence
bien marquée.

OBSERVATION XIII

V... Emile, 26 ans, entré le 1er décembre 1904.

Antécédents héréditaires.— Côté paternel : nervosisme. Côté maternel : arthritisme. Un frère alcoolique et épileptique.

Antécédents personnels. — Caractère assez bon. Portée intellectuelle d'une bonne moyenne. Sentiments moraux et affectifs bien développés.

Stigmates de dégénérescence.

Microcéphalie ; aplatissement occipital, crâne de forme irrégulière, oreilles en anse, lobule adhérent, voûte palatine ogivale, dentition irrégulière, tatouages nombreux.

Histoire de la maladie. — Crises depuis l'âge de 13 ans. Attaques subintrantes.

Est excessivement surexcité à son entrée à l'asile. Il désobéit, se couche à terre, puis est très gai, chante constamment ; il reste dans cet état un jour environ. A la joie succède la brutalité sans motif, sans provocations : il s'irrite contre les infirmiers, son visage devient et reste congestionné, ses yeux sont égarés, ses poings serrés, sa parole étranglée de rage. La conscience est en partie conservée, il raisonne, mais il ne peut se retenir ; survient l'attaque au deuxième jour ; le malade reprend son calme, son travail habituels, il exprime des regrets de s'être montré méchant. Il reste ainsi jusqu'à l'apparition de l'attaque suivante.

ACCÈS DE COLÈRE, PHÉNOMÈNES CONSÉCUTIFS

Les malades venant d'avoir une crise convulsive sont habituellement, pendant un espace de temps qui varie de quelques minutes à quelques heures, dans un état d'engourdissement moral, de demi-hébétude plus ou moins prononcée, mais existant chez tous à un certain degré ; ils éprouvent de la difficulté à coordonner leurs idées, à se rendre un compte exact de ce qui les entoure, leur compréhension est lente et leur mémoire incertaine.

Mais, indépendamment de cette torpeur physique et morale, il est d'autres perturbations plus profondes de l'intelligence et du caractère, survenant de préférence à la suite des attaques fortes et répétées.

Nous avons spécialement en vue, ceux de ces malades que l'on voit brusquement sortir de cet état de torpeur, pour se livrer spontanément à des actes de violence et de fureur, les rendant les plus dangereux des aliénés ; on ne peut se faire une idée de la rage qui s'empare de ces malheureux, les portant à frapper, à briser, entraînant les blessures les plus graves, le suicide, le meurtre, l'incendie.

Cette colère post-convulsive peut se produire immédiatement après l'attaque, faisant suite à la phase stertoreuse de la crise ; mais, elle peut aussi se produire une demi-journée après. Et les accès de ce genre sont remarquables par leur intensité, comme si le malade avait con-

servé cet espace de temps pour couver sa fureur et la
porter au paroxysme le plus aigu. Cavalier nous dit même
qu'un éclair de raison peut apparaître entre la crise et
l'accès de fureur, et il le prouve en nous donnant l'observation de Pierre S..., sergent, que nous rapportons, en
la résumant, parce que nous la trouvons très significative.

« Dans l'après-midi, Pierre S..., ayant été heurté invo-
lontairement par un aliéné aveugle, lieutenant en retraite,
s'emporta violemment et finit par lui donner, sans autre
motif, deux ou trois coups de poing. Puis il se calma et
des idées noires l'envahirent. Il se reprocha vivement
d'avoir frappé un de ses supérieurs, se croyant déshonoré.
Ces idées sombres l'ont vivement préoccupé toute l'après-
midi. Un aliéné seulement fut témoin de cette scène et
n'en rendit compte que plus tard.

» A 5 heures du soir, S... eut une attaque près de son
lit ; un oreiller fut placé sous sa tête et il resta seul un
instant. Quelques minutes après, un infirmier étant venu
le prendre le trouva grièvement blessé.

» S... s'était frappé avec un petit couteau de poche dans
l'abdomen. Tout près de lui, par terre, se trouvaient quelques mètres d'intestin grêle complètement détachés. Des
anses intestinales et des portions d'épiploon faisaient
hernie à travers la blessure. Cette tumeur, du volume
d'une pomme, était comme étranglée par suite d'une
sorte de rétrécissement spasmodique. Le sang répandu
était peu considérable, les mains étaient ensanglantées.
Ce malade paraissait plongé dans un coma profond ; il
avait le pouls petit et un peu fréquent. Le couteau qui
avait servi fut trouvé fermé et couvert de sang, à une
vingtaine de pas du lieu où avait été consommé le suicide.

» Cette sorte de coma se prolongea assez longtemps ; le
malade ne témoignait aucune douleur, la physionomie

n'était pas altérée, la respiration était normale, la chaleur conservée.

» Vers 7 heures et demie, S... sembla se réveiller, il ouvrit les yeux ; on lui parla, mais il ne répondit pas, quoiqu'il parut comprendre ; on crut qu'il refusait de parler. Vers 8 heures et demie le malade surexcité déplora son action. «Tu t'es déshonoré, s'écriait-il ! pauvre S..., vieux soldat, frapper un officier !» Ce qui le préoccupait le plus, c'était moins le suicide et ses suites que le fait d'avoir porté la main sur un officier. La physionomie n'était que peu altérée, l'intelligence était entière, il demanda à voir un aumônier ; il se plaignait peu de la douleur, quoiqu'il se livrât de temps à temps à des mouvements spasmodiques assez violents. Quand on lui demandait s'il souffrait, il répondait beaucoup, mais que la douleur n'était rien auprès du déshonneur.

» Légèrement assoupi, le moindre bruit le réveillait. Il avait conservé le souvenir de son action et de ses suites.

» Cet état se prolongea jusqu'à deux ou trois heures ; l'assoupissement s'accrut, les douleurs devinrent plus vives ; il se réveillait en sursaut et se plaignait en termes touchants de sa situation.

» Vers 4 heures, S... eut une forte attaque d'épilepsie qui ne parut pas avoir d'influence sur son état ; enfin, l'assoupissement devint plus continu, la respiration s'embarrassa et il succomba vers 9 heures du matin ayant conservé toute son intelligence presque jusqu'au dernier moment. »

C'est pendant cette période que nous relevons les actes les plus délictueux et les plus féroces ; les malades deviennent indomptables et s'ils ne peuvent assouvir leur haine contre autrui, ils s'en prennent à eux-mêmes, témoin, le malade qui se rongeait les mains dans un accès de rage.

4

L'observation suivante, recueillie dans le service de M.
le professeur Mairet, nous montre bien le degré de rage,
le déchainement furieux qui envahit les malades à l'issue
de leur crise. Mais elle nous prouve aussi que cette surex-
citation intense n'est point purement impulsive, le malade
conservant encore un certain degré de conscience puisque
les punitions parviennent à juguler les accès.

OBSERVATION XIV

Louis L..., 26 ans, cultivateur, entré le 24 novembre
1897.

Antécédents héréditaires. — Père très violent ; c'est
tout ce que l'on note.

Antécédents personnels. — Bien portant jusqu'à 18 ans.
A reçu au niveau du frontal un coup de pied de cheval.
Ne buvait pas.

Intelligence assez développée.

Habituellement caractère doux, obséquieux, obéissant,
salue avec déférence les infirmiers, vit bien avec ses
camarades.

Stigmates de dégénérescence : Peu marqués : asymétrie
faciale, un léger degré d'exophtalmie, regard assez méchant, face vultueuse.

Histoire de la maladie. — A des crises d'épilepsie
depuis l'âge de 18 ans se reproduisant principalement la
nuit. A l'âge de 26 ans, il est fiancé à une jeune fille qui,
apprenant l'existence de son mal, reprit sa parole.

Il s'ensuivit un délire très actif, et à la suite d'une attaque le malade cherche à se noyer, on parvient à le sauver.

Quelque temps après, il s'arme d'un couteau et cherche par toute la ville sa fiancée pour la tuer.

Sa vie journalière, dans l'établissement, est entrecoupée de pareils accès de colère.

On relève sur les rapports, les actes les plus graves commis à la suite des crises, tels que morsures, bris de vases de nuit jetés à la face des infirmiers ou des malades. Durant ces accès, son visage est fortement congestionné, sa voix hésitante et une sécrétion sudorale abondante est sur son corps. S'il est puni, conduit dans la section des agités, par exemple, son irritabilité fait place au calme le plus absolu, mais sa fureur n'est point éteinte, elle est simplement différée ; pour la voir réapparaître, il suffit de ramener le malade dans la section des épileptiques.

Nous tirerons dans le chapitre suivant des conclusions relatives à l'état de subconscience que conserve M. Louis L... dans ses accès de fureur ; nous avons simplement voulu mettre en relief, dans ce paragraphe, l'existence de cette fureur.

Ces diverses observations nous semblent suffisantes pour établir l'existence de ce sentiment colère, éclatant par accès de durée courte, mais à explosion rapide, avec une violente instantanéité.

LA COLÈRE ÉQUIVALENT PSYCHIQUE DE L'ÉPILEPSIE

Quand on réfléchit attentivement à l'ensemble des phénomènes qui se déroulent dans tout paroxysme épilep- tique, que celui-ci soit franchement convulsif ou simple- ment équivalentaire, on voit que l'élément fondamental est loin d'être constitué par le symptôme convulsion qui est le plus tapageur et celui qui attire le plus l'attention. L'élément capital, celui qui ne fait jamais défaut (nous n'avons ici en vue que l'épilepsie essentielle et ne nous occupons nullement de l'épilepsie Jacksonnienne) n'est pas la convulsion, mais bien la perte de connais- sance, cette suppression plus ou moins brutale des cen- tres de contrôle supérieur, qui existe à l'état de symptôme presque unique dans le paroxysme épileptique le plus élémentaire, le plus réduit à son expression minimum, nous voulons dire dans l'absence.

Si bien que l'on peut, avec M. Ardin-Delteil (1), résu- mer la plupart des manifestations épileptiques paroxysti- ques dans les trois propositions suivantes :

Absence : Suppression brusque, mais fugace des cen- tres conscients supérieurs.

Grande attaque : Sidération complète et suppression

---

(1) Qu'est-ce que l'Epilepsie larvée. Montp. Médical 1900. Tome XI.

brutale des centres conscients supérieurs, et probablement des centres automatiques inférieurs (centres de coordination). Actes moteurs incoordonnés (convulsions).

Épilepsie larvée : Suppression brusque, plus ou moins prolongée des centres conscients supérieurs avec conservation de l'activité des centres automatiques inférieurs ; production d'actes spontanés inconscients, mais coordonnés.

Il semble donc bien, d'après ce qui précède, que la brusque suspension de l'activité cérébrale supérieure soit la condition préalable du déchainement du paroxysme épileptique. Il importait de bien préciser ce point avant d'envisager les rapports d'homologie entre la colère et certains équivalents épileptiques psychiques.

Dans la colère, on retrouve bien, en effet, comme une esquisse de cet élément fondamental du paroxysme comitial ; dans la colère, il n'est pas malaisé de mettre en relief une importante diminution de la faculté de contrôle des actes.

Même bouleversement subit du psychisme supérieur que dans l'épilepsie ; c'est une marée soudaine qui monte et que souvent rien ne peut endiguer. A côté de cette même brusquerie dans le début, même obscurcissement de la conscience. Le jugement, le raisonnement, la volonté sont momentanément suspendus, sinon en totalité, tout au moins en partie, et du défaut même de leur libre fonctionnement résulte cette désharmonie qui se traduit par des paroles souvent incohérentes et des actes non moins désordonnés. Mais, au lieu que dans l'épilepsie l'abrasion des centres psychiques supérieurs est complète, mettant en liberté absolue l'automatisme inférieur, il ne s'agit dans la colère que d'un obscurcissement, d'une obnubilation toute momentanée, exceptionnellement com-

plète au point de supprimer totalement le libre arbitre
comme dans l'épilepsie.

Le rapprochement entre la colère et le paroxysme épileptique se poursuit encore dans la constatation du caractère impulsif des actes commis dans l'un et l'autre cas.
Dans l'épilepsie cependant l'acte est bien plus nettement
et bien plus purement impulsif que dans la colère. Il y a
un déclanchement subit, total, convulsif de tout l'automatisme inférieur, qui agit jusqu'à épuisement complet de
la réserve nerveuse, jusqu'à la production du sommeil
terminal et que rien ne peut venir entraver. Il en est alors
de l'épileptique comme de ces jouets que mettent en mouvement la détente d'un ressort : ils partent brusquement,
machinalement et le mouvement impulsif continue, automatique, jusqu'à déroulement complet du ressort.

Dans la colère il n'en est pas tout à fait de même, l'explosion est soudaine ; mais souvent précédée d'un effort
insuffisant de répression, qui n'a pas abouti, ou qui
même n'aboutit qu'à rendre l'expansion d'autant plus
brutale qu'elle aura été plus retardée. L'impulsion n'est
pas réelle, mais simulée dans la colère, car la conscience
et la volonté subsistent quoique ne pouvant donner, au
moins pour un temps, tout l'effort frénateur, dont elles
sont capables en temps normal. Pour prendre fin, la
colère n'a pas besoin d'aboutir à cet épuisement complet
nécessaire dans l'acte épileptique.

Une étincelle de raison peut luire brusquement, une
bonne pensée, une bonne parole peuvent jaillir, qui feront
tout rentrer dans l'ordre.

Comme on le voit : soudaineté, obnubilation de la conscience et de la volonté, tendances impulsives sont des
caractères communs à la colère et au paroxysme épilepti-

que, sous réserve des quelques remarques formulées dans les lignes précédentes.

Il n'y aura rien donc d'étonnant à ce que l'épilepsie, lorsqu'elle prendra la forme de l'épilepsie psychique puisse se manifester par des paroxysmes rappelant de tous points la colère. C'est à ce titre que nous paraît parfaitement justifié ce chapitre sur la colère considérée en tant qu'équivalent psychique de l'épilepsie.

La clinique fournit de nombreux exemples où le paroxysme épileptique est représenté par un déchaînement de violence analogue à celui qui survient au cours de la colère.

Un individu pâlit subitement, sa physionomie change complètement ; le regard devient fixe, hagard, puis brusquement, il se met à invectiver les personnes qui l'entourent, ou même des personnes imaginaires. Il gesticule ; il agite ses membres supérieurs en des gestes de menace ; il tend le poing ; parfois même il frappe ; il projette violemment les objets qui se trouvent autour de lui ; il a de la tendance à casser, à briser, à frapper.

La scène dure quelques instants ; la respiration s'est précipitée ; puis à un moment donné, brusquement tout s'apaise ; le sujet reste égaré un moment, esquissant encore quelques mouvements d'impatience. Mais si on l'interroge à ce moment-là, on voit qu'il a perdu complètement le souvenir de la scène qui vient de se passer. De même, si au cours de la crise de colère, on cherche à rappeler le sujet à la réalité, à distraire son attention, on voit qu'aucune incitation extérieure ne parvient jusqu'à lui ; qu'il est en état d'absence.

On retrouve donc là les éléments fondamentaux du paroxysme psychique : production soudaine et cessation brusque, perte de la conscience, amnésie consécutive.

Le plus souvent, il semble que, au cours de la crise psychique, le sentiment de colère soit provoqué et entretenu par des hallucinations des divers sens. Tantôt, et assez souvent, hallucinations apeurantes de la vue, qui portent le sujet à se ruer sur les personnes qui l'entourent ; d'autres fois, hallucinations de l'ouïe.

Quelquefois enfin le sentiment de colère semble naître spontanément, en dehors de toute incitation d'ordre hallucinatoire.

Nous donnons ci-dessous quelques observations qui montrent bien le rôle joué par les divers éléments qui précèdent.

OBSERVATION XV

(Magnan. Leçons sur l'épilepsie. Progr. méd. 1882.)

Un tailleur d'habits, âgé de 42 ans, fils d'épileptique, est arrêté pour vagabondage pendant une fugue consécutive à une attaque. Il comparaît devant le Tribunal, trois heures après une crise. Il marche à côté de ses gardes, répond d'une façon correcte à quelques questions qui lui sont posées, puis, pendant l'audience, sans nul motif, il se met à injurier et menace le Procureur de la République. Les magistrats, séance tenante, le condamnent pour ce fait à deux ans de prison. Il ne répond pas, reste silencieux sur son banc, se retire dès qu'on l'y a invité. Le surlendemain, à la prison, on lui demande les motifs de sa conduite, de son attitude à l'audience ; il est très surpris de ce qu'on lui apprend, et tout ce qui s'est passé est non avenu pour lui.

Observation XVI

(Mairet et Ardin-Delteil. Hérédité de transformation. XIIIᵉ Cong. Intern. de Médecine. Paris, août 1900. Section de neurologie et psychiarie.)

Rib... a son père épileptique ; un frère et une sœur de celui-ci sont des vertigineux ; lui-même a eu dans le courant de sa vie des attaques probablement peu fréquentes, et qui ne l'ont pas empêché de faire la campagne d'Italie en 1859 et la guerre de 1870-71. Il s'est livré à quelques excès de boisson et à l'âge de 40 ans environ, les attaques sont devenues plus fréquentes et en même temps sont survenues des modifications de caractère. Rib... se montrait d'une humeur inégale, taciturne, hypocondriaque, s'imaginait qu'on lui en voulait et se montrait menaçant. Ces troubles venaient par crises annuelles, au milieu de l'été habituellement.

Venu à Montpellier en 1882, il est pris tout à coup en traversant une rue d'un violent accès de délire avec impulsions offensives. Il se rue brusquement sur deux personnes qu'il ne connaissait pas et les frappe à coup de canne avec une telle rage que l'une d'elles succombait à quelques jours de là.

Conduit sur-le-champ en prison, Rib.., est complètement égaré ; l'œil hagard, le visage hébété, il ne se rend compte de rien. Un médecin appelé ne peut lui arracher un mot ; le malade ignore absolument en quel lieu il se trouve et quelles personnes l'entourent.

Au bout de quelques jours, il revient complètement à

lui, sort de son mutisme ; mais il n'a conservé absolument aucun souvenir de sa crise délirante. C'est tout au plus s'il peut se remémorer l'aura qui l'a précédée, aura constituée par des hallucinations apeurantes : il a vu, à un moment donné, beaucoup de monde autour de lui ; mais c'est tout ; ces hallucinations de la vue, il les avait déjà eues un certain nombre de fois.

OBSERVATION XVII

(Kowalewsky 137)

B..., paysan, marié ; ne sait pas lire ; pas de syphilis, pas d'alcoolisme. Homme franc et honnête, ni rusé ni dissimulé, ni effronté ni insolent. Caractère doux, tranquille, docile, soumis, obligeant. Antécédents héréditaires négatifs.

Un dimanche matin, il était chez lui. Etaient présents, sa femme, ses trois enfants et l'amie de sa femme, la nommée D... Tout à coup B..., qui jusqu'à ce moment ne s'était fait remarquer par rien d'anormal, sans faire aucune attention à sa femme et aux enfants s'élance sur la femme D... pour consommer le crime d'adultère. Il se met à ses genoux, rampe à ses pieds, la supplie d'accéder à son désir passionné. D... refuse. B... s'adresse alors à sa femme et exige sur place une satisfaction complète et immédiate. Nouveau refus. Alors B... fait un pas en arrière, s'affaisse en poussant des gémisssments ; sa face blémit. Les deux femmes s'enfuient, les enfants restent. B... se relève, commence à briser les vitres, à déchirer ses vêtements ; il saisit un enfant de trois ans

qu'il aimait beaucoup et le jette dans le poële allumé.
Trois robustes paysans ne peuvent venir à bout de B...,
qui est cependant chétif et de petite taille. Il lance sur
tout le monde de l'eau bouillante. Son air est si terrible
qu'on a peur de le désarmer. On n'en peut venir à bout
que par la ruse. B... revenu à lui, ne garde aucun souvenir de ce qu'il a fait. Avant cet accès, B... n'avait
eu ni attaques convulsives, ni vertiges ; plus tard j'ai observé chez lui une attaque d'épilepsie convulsive.

Observation XVIII

Mademoiselle Jo... Claire Laure, né à Maraussan,
26 octobre 1862. Entrée à l'asile le 11 octobre 1889 avec
le certificat : arrêts de développement intellectuel, sur
lesquels se greffent des idées délirantes et des perversions
sensorielles.

Antécédents héréditaires : côté paternel. — Père intelli-
gent mais arbitraire, caractère vif et emporté.

Côté maternel. — Rien à noter.

Antécédents personnels : physiologiques et physiques. —
Réglée tardivement, excitation légère avant les règles.

Antécédents psychiques. — 1° sensibilité : jeune est très
timide, renfermée, sombre mais très excitable et très
nerveuse, pleure et rit avec la plus grande des facilités.

2° Intelligence : s'est développée normalement jusqu'à
l'âge de 12 ans.

3° Volonté : assez docile si les ordres lui étaient donnés
avec douceur.

Antécédents pathologiques. — Un accès d'aliénation mentale à 15 ans qui oblige son envoi dans l'établissement de Saint-Robert (Isère). Sort guérie après 18 mois de traitement.

Développement de la maladie actuelle. — En 1887 début des perversions sensorielles (s'imagine que quelqu'un veut se mettre dans son cerveau pour se substituer à sa personnalité). Il s'ensuit des accès pendant lesquels la malade gesticule et insulte cet être imaginaire, dix minutes après, la crise se termine et la malade revient tantôt à son état normal, tantôt, au contraire, et c'est le plus souvent, elle reste immobile, effrayée, puis tombe dans un état de prostration et pleure silencieusement pendant de longues heures.

Elle est alors conduite à l'asile et voici ce que l'on a observé :

Physiquement, nous sommes en face d'une femme de petite taille dont le tronc paraît être court, les bras au contraire plus longs que ne le comporterait la proportion normale.

La physionomie exprime un certain degré d'hébétude et de niaiserie, une production pileuse couvre la lèvre supérieure de cette malade, son front est petit et bas, le crâne aplati en arrière, les bosses frontales peu saillantes, la face assez développée ne présente pas d'asymétrie notable, si ce n'est que la racine du nez est fortement déviée vers la gauche. La mâchoire inférieure est peu développée, les dents y sont régulièrement implantées, les incisives médianes faisant fortement saillie ; la voûte palatine est nettement ogivale, les oreilles sont grandes, mal ourlées.

Interrogée, elle regarde niaisement, toutefois, son nez se pince et sa physionomie prend un air apeuré en même

temps que méchant, tels sont les symptômes révélés par
l'examen de notre malade à l'entrée dans l'établissement ;
ils nous paraissent intéressants par le stigmate physique
que nous y avons observé et aussi par l'arrêt de développement psychique révélé par l'interrogatoire, mais l'observation journalière de cette malade va nous permettre
d'établir le fonds coléreux faisant partie de sa constitution.

Nous considérons ces accès de colère comme un véritable équivalent psychique du mal comitial et nous
retrouvons dans un signe qui les précède une véritable
aura assez commune chez ces malheureux.

Voici Mlle Jo..., pensive, absorbée, la tête penchée
en avant, isolée du monde extérieur, très calme en un
mot, puis ses yeux se fixent, son oreille se dresse et, immédiatement après, éclate un véritable accès de fureur ;
la malade vient d'avoir une hallucination, alors elle devient
d'un rouge écarlate, les veines du cou se gonflent, les
lèvres sont pincées, le nez s'effile, les mâchoires sont
fortement serrées, les yeux sortent de la tête, le corps est
penché en avant, les poings sont crispés, à cette attitude
de défense succède immédiatement une période offensive ;
d'abord, ce sont des gestes avec les bras, puis, des trépi-
gnements de pieds. La malade porte ses mains à la figure,
aux cheveux, puis elle pâlit, elle se met à parler à un in-
terlocuteur imaginaire, qu'elle traite de mauvais sujet ; sa
voix est tremblottante, son corps est animé de convulsions, sa face est très pâle, aussitôt après la malade
frappe du pied, se rue sur le premier objet qui se trouve à
sa disposition et, pour l'atteindre, bouscule facilement les
personnes qui sont sur son passage, elle fixe un point et
lance cet objet avec rage.

Aussitôt après cette scène d'une durée variable, et
pouvant atteindre trois-quarts d'heure, la malade comme

harassée par un travail excessif s'effondre d'elle-même, salive, crache, pleure ; ce n'est que quelques instants après qu'elle reprend son attitude habituelle, sombre et égarée.

Ces accès de colère reviennent chaque deux jours environ, ils sont toujours les mêmes, sans motifs apparents, si ce n'est cette cause hallucinatoire que nous avons indiquée.

En détaillant ces accès, n'y retrouvons-nous point une ressemblance frappante avec la crise épileptique classique. Ces hallucinations survenant quelques secondes avant l'accès de colère, ne sont-elles pas la traduction d'une aura sensorielle ? Il est, en effet, aussi fréquent de trouver chez les comitiaux ordinaires une aura revêtant cette forme, qu'une aura physique par exemple.

Poursuivant notre parallèle, cette congestion de la face suivi ensuite de pâleur, ces mouvements convulsifs animant tout le corps de la malade, ces poings crispés, cette salivation, cette propulsion irréfléchie, cette torpeur consécutive ne sont-ils point autant de caractères inhérents à la névrose comitiale Nous devons donc conclure que cet accès de colère est un véritable équivalent d'une crise épileptique ; du reste à l'appui de cette thèse, outre les stigmates de dégénérescence physique et intellectuelle que nous avons signalés au début de notre observation, nous devons y joindre un symptôme permanent de l'épilepsie et que cette femme possède au plus haut degré : c'est le syndrome urinaire.

Nous venons de rapporter une longue observation concernant une malade, qui présente à côté de ses accès de colère, une véritable aliénation mentale principalement constituée et entretenue par des perversions sensorielles.

Voici maintenant celle d'un homme où nous ne retrouverons pas un excitant donnant lieu à des crises coléreuses, mais où nous verrons des accès naître, surgir comme de véritables impulsions.

Observation XIX

N. K...., âgé de 42 ans, chauffeur, entre à l'asile le 17 décembre 1904 ; son certificat d'entrée mentionne les faits suivants : « Acte de violence et fureur contre les personnes qui l'entourent. »

Antécédents héréditaires. — Rien à signaler du côté paternel, mère alcoolique.

Antécédents personnels. — Physiologiques.

S'est assez bien développé au point de vue physique et psychique, toutefois nous relevons quelques stigmates de dégénérescence. Brachycéphalie, front bas et fuyant, face volumineuse par rapport au crâne avec développement exagéré des deux mâchoires, ce qui donne à sa physionomie un aspect bestial, oreilles mal ourlées, voûte palatine ogivale, dentition irrégulière.

Antécédents pathologiques. - Variole à 23 ans, un premier internement à l'asile d'Aix, en 1903 ; deuxième internement à Montdevergues, 1904.

Développement de la maladie actuelle. — Un soir, vers 7 heures, a été subitement pris d'un accès de colère au cours duquel il a enlevé et mis en morceaux son pantalon et son gilet. « Découragé par le manque de travail, dit-il ; je ne voulais pas le faire mais, malgré moi, j'ai dû déchirer mes vêtements, puis fatigué je me suis assis sur un banc où les agents m'ont trouvé et mené au poste ».

A son arrivée le malade nous raconte lui-même ce qu'il a eu ; il s'en souvient et dépeint avec un air calme et franc la fureur qui s'était emparée de lui et qui a nécessité son internement. Interrogé au point de vue délirant, nous ne trouvons trace d'aucune idée déraisonnable, point d'idées de persécution, point d'idées de grandeur, point d'hypocondrie, pas d'érotisme, pas de perversions sensorielles.

Mais il nous explique que de temps à autre il se sent la tête chargée, le front un peu lourd ; il conserve toutefois toute sa connaissance, il ne lui vient aucune idée bizarre, mais il doit s'allonger sur un canapé ou sur un lit.

Successivement à cette céphalée, il est envahi par un sentiment de colère d'une violence inouïe qui le pousse à commettre des actes graves Mu par cette colère, il se précipite sur les objets qu'il rencontre et les déchire en petits morceaux.

Il se précipiterait de la même façon sur un être vivant et plaise à Dieu que sa mère qui l'a mal éduqué ne se trouve pas sur son passage au moment d'un de ces accès, sans quoi, elle subirait la plus cruelle violence.

Immédiatement après son accès, comme s'il venait de se passer chez le malade une véritable décharge, le voilà calme, un peu déprimé, son intelligence un peu obtuse, il garde le souvenir de ce qui vient de se passer, il dit même que parfois s'il avait le temps de réfléchir à sa colère, il pourrait lutter contre elle et la juguler.

Il nous semble avoir donné le tableau d'un homme bien intéressant à plusieurs points de vue.

Quoique cet homme conserve le souvenir de ses actes, quoiqu'il ait en lui des éléments lui permettant d'arrêter ses accès de violence, nous pensons pouvoir considérer son mal comme une forme psychique du mal caduc.

Cette céphalée qui ne manque jamais avant l'accès coléreux, peut à notre sens être assimilée à une aura ; quant au souvenir que le malade a de ses actes, ce n'est point une raison suffisante pour nous faire exclure un diagnostic d'épilepsie. Celle-ci, véritable Protée, comme l'a dit Diderot, se transforme à l'infini ; à nous, médecins, de la découvrir dans ses formes les plus secrètes, d'autant plus que pour nous aider dans ce diagnostic délicat nous aurons certains symptômes importants en notre faveur : d'abord le stigmate de dégénérescence et, en second lieu, l'hypotoxicité urinaire.

OBSERVATION XX

M. Po... Etienne, entré le 12 juin 1878 à l'âge de 17 ans. Plusieurs aliénés dans les ascendants.

Antécédents héréditaires. — Grand-père paternel mort d'attaque d'apoplexie ; grand'mère maternelle morte jeune dans la démence ; père alcoolique, tempérament brutal et méchant, mort de cyrrhose atrophique ; mère caractère très nerveux, attaques d'hystérie ; un cousin aliéné, une sœur a eu des convulsions dans sa jeunesse.

Antécédents personnels. — Physiques : développement normal.

Psychiques : intelligence moyenne, resté en classe jusqu'à 13 ans, il a facilement appris à lire, à écrire et à compter ; caractère sombre, peu expansif, taciturne.

Pathologiques : jamais de maladie, pas d'alcool, masturbation fréquente.

Histoire de la maladie. — A 18 ans, font éclosion quelques idées délirantes à direction de peur et avec perversions sensorielles, elles sont suivies d'une réaction coléreuse intense, le malade veut mettre le feu, il se livre à de nombreuses voies de fait sur sa mère et sa sœur.

Consécutivement à deux attaques successives, de nature franchement épileptiques, il est amené à l'asile pour sa méchanceté et pour ses attaques. Pendant huit jours, observé régulièrement, on remarque chez lui et se renouvelant fréquemment des accès de rage, naissant spontanément et sans provocation aucune. Alors il rougit, sa physionomie prend l'aspect d'un homme essentiellement irrité, les yeux lui sortent de l'orbite, tous ses muscles sont tendus, contracturés, le corps penché en avant, les poings sont crispés, le pouce en dedans, dans une attitude de défense ; il frappe du pied, puis tantôt se déshabille, s'allonge à terre, met en pièces ses vêtements, se roule avec fureur sur eux ; tantôt menaçant, il est pris d'un besoin de courir, malheur à celui qu'il rencontre sur son passage.

Il fait aussi plusieurs fois le tour de la cour, puis, exténué, s'assied, reprend sa respiration restée entrecoupée durant toute cette crise, mouille parfois et reste ainsi dans une profonde hébétude pendant une heure et même plus. Ces accès de rage sont très fréquents à son entrée, puis, dans la seconde année de son séjour ici, il est en proie à des attaques épileptiques. Celles-ci paraissent calmer sa fureur ; avant et après elles, il n'est ni irritable ni offensif, elles agissent comme une véritable décharge privant le malade de cet état irritable et menaçant. Telle est sa vie à l'asile jusqu'en 1900, avec intervalles d'accès furieux remplacés à certains moments par des crises comitiales complètes. A partir de cette époque, nous ne retrouvons plus d'attaques chez ce malade, mais elles sont largement compensées par le retour plus fréquent et par l'intensité plus grande de ses accès de fureur.

A partir de ce moment, nous relevons dans les rapports quotidiens des infirmiers les notes suivantes : tantôt il aura bondi sur un de ses camarades, parce que celui-ci sera passé près de lui, parce qu'il l'aura légèrement effleuré ; tantôt, sans provocation aucune, il aura lancé à son voisin des gifles et des coups de poing ; parmi ses camarades, plus d'un porte les traces de ses morsures, les objets inanimés sont eux aussi les victimes et très souvent on le voit se précipiter contre un arbre, contre une grille en fer et les mordre avec rage. Mû comme par un ressort, rien ne l'arrête, il traverserait du feu pour atteindre sa proie ; cependant ce n'est point toujours une impulsion qui le dirige et cette remarque nous vient de ce que M. Po... recherche et garde par devers lui en ayant soin de les cacher, des objets tels que un morceau de fer blanc, un morceau de bois pointu, une cuillère oubliée par mégarde.

Cette observation paraît nettement nous indiquer que l'accès de colère est dans cette circonstance un véritable équivalent de la crise épileptique, à n'en pas douter. M. Po... est un épileptique puisqu'il présente les stigmates permanents de cette maladie et qu'il a eu des crises. Celles-ci disparaissant sont remplacées par des accès de fureur ou tout au moins, le jugeons-nous comme tel et nous avons encore pour soutenir cette thèse un signe important, c'est l'effet du traitement, de même que le clinicien hésitant entre une ulcération spécifique et une ulcération simple prescrit immédiatement du mercure : nous avons de même, fait à ce malade le traitement bromuré, nous en avons recueilli les meilleurs résultats et fondons en partie sur eux notre diagnostic.

Comme on le voit, d'après les observations qui précèdent, la colère équivalent épileptique est susceptible de se montrer à divers états d'intensité.

C'est tantôt une colère simple, se bornant à des menaces, à des invectives, à des injures ; le malade se montre à ce moment insolent, querelleur, mauvais coucheur. Parfois la colère s'accompagne d'actes de violence. Par exemple, Jos... déplaçant violemment les objets autour d'elle, frappant du poing, etc...

D'autres fois enfin, c'est un véritable accès de fureur qui se déchaîne, et l'on se trouve en présence du tableau de la manie épileptique telle qu'elle a été tracée de main de maître par Falret et d'autres aliénistes et reconstituée par Ardin-Delteil dans sa thèse à laquelle nous ne pouvons mieux faire que de renvoyer pour une documentation plus complète sur ce chapitre.

Telle est la colère équivalent psychique. Toujours stéréotypée, se reproduisant en accès toujours identiques à eux-mêmes, tirés sur le même cliché photographique (Jos...) avec les mêmes hallucinations, les mêmes motifs d'agir ou d'entrer en bouillonnement ; avec la perte de connaissance caractéristique, l'amnésie, la violence presque pathognomonique de tous les actes épileptiques, l'apparition et la cessation brutale des manifestations.

CHAPITRE III

ANALYSE DU SENTIMENT COLÈRE DANS L'ÉPILEPSIE — SES CAUSES — SES FORMES — SES MANIFESTATIONS

Nous sommes amenés par l'analyse des observations qui ont donné lieu à ce travail, à considérer le sentiment colère dans l'épilepsie comme un véritable trouble pathologique.

Dans certaines conditions, l'homme sain a le droit de s'irriter ; c'est même là un signe d'une certaine noblesse et générosité : telles sont les colères provoquées par un sentiment du juste et de l'injuste, l'horreur du mensonge, de la duplicité, de la trahison.

Chez les hommes que nous avons étudiés, la colère n'est point légitimée par ces sentiments délicats de dignité personnelle ; elle est incompréhensible, irréfléchie. Ce sont des colères basses ayant leur origine dans une sensibilité morbide, dans des sentiments de méchanceté injustifiée.

Les malheureux qui en sont victimes supportent les conséquences d'une lourde hérédité. Nous notons, en effet, chez la plupart des ascendants des tempéraments nerveux, irritables, violents. Nous y remarquons de l'alcoolisme, des lésions cérébrales, des vésanies de toute sorte. Le malade lui-même porte le cachet de cette héré-

dité, soit au point de vue physique : stigmates de dégénérescence, soit au point de vue mental : débilité intellectuelle et morale.

L'explosion nerveuse qui se produit chez tout individu
n'est point enrayée chez eux par une force antagoniste
provoquant un arrêt, une inhibition. Aussi, les vices et
passions malsaines s'épanouissent chez ces tarés en une
remarquable floraison. Vanité mesquine, amour-propre
aussi ridicule qu'excessif, jalousie. Tels sont les penchants
qui les emportent. Ils ne peuvent accepter une répri-
mande, tolérer une punition. un conseil même, sans y
répondre par un emportement subit.

Tel est le cas d'un de nos malades qui aurait volontiers
assommé médecins et infirmiers parce que sa côtelette
journalière ne lui avait point été remise.

Nous n'insisterons point sur certaines influences extérieures qui agissent sur le système nerveux de chacun de
nous et bien plus particulièrement sur un système nerveux déjà atteint par la maladie. Je veux parler des varia-
tions de température ; la chaleur, l'orage, la claustration,
l'air confiné, etc. Parfois, ce sont des idées délirantes,
des perversions sensorielles qui servent de cause à l'explosion de la colère.

Un de nos malades, quelques secondes avant sa crise,
entend des voix lui dire, qu'il est condamné à mort, que
toute sa famille va périr. Un autre malade voit son cer-
cueil, cette vue l'apeure et comme réaction éclate une
colère violente.

Certains ont devant les yeux des gerbes de feu qui les
éblouissent et les portent à commettre des incendies.
Parfois, la cause initiale paraît nous échapper et l'accès
de colère revêt alors une forme impulsive dont nous par-
lerons tout à l'heure. Néanmoins ces faits sont rares et en

analysant minutieusement les actes de ces malades, nous trouvons souvent des rapports entre des faits qu'on aurait pu supposer sans cause.

Cavalier attire particulièrement l'attention sur cette forme de la fureur qu'il désigne sous le nom de *primitive* et qu'il caractérise d'*essentiellement aveugle*. Elle existe réellement, mais, moins fréquemment à notre avis que la fureur motivée.

Si l'épileptique n'a point le souvenir de certains de ses actes, ce n'est pas suffisant pour dire qu'il les a accomplis d'une façon automatique. Nous pensons plus tôt qu'il a cédé à une idée délirante, à une fausse interprétation, qu'il s'est laissé entraîner par son caractère méchant et haineux.

Soit primitive, soit secondaire, la colère chez nos malades revêt toujours une forme offensive, trouvant son origine plutôt dans le plaisir de la destruction que dans l'instinct de la conservation.

Quelles que soient les causes que l'on peut attribuer à la fureur épileptique, ses manifestations n'en ont pas moins une répercussion sur l'individu en entier.

Étudions ces manifestations sur l'être physique en premier lieu, nous réservant de parler ensuite des actes accomplis par les malades pendant leur accès de colère, du contrôle qu'ils peuvent exercer sur eux pendant leurs accès, de la préparation et de la préméditation de leurs colères.

Notre intention était de consacrer une grande part de ce travail à l'expérimentation ; mais, nous n'avons pu réaliser aucun mode d'exploration convenable pour atteindre ce but. Il nous paraît impossible en effet de prendre le tracé sphygmographique quel qu'il soit d'un individu en colère ; bien heureux déjà, de pouvoir le maintenir pour noter les caractères de son pouls, ausculter son cœur, aussi, nous nous bornerons à adapter à la fureur épileptique les recherches faites par Malapert dans son enquête sur la colère des enfants, et à reproduire ce que nous avons trouvé çà et là dans les divers ouvrages ayant traité de cette question.

Passons en revue les différents systèmes de l'organisme.

La rougeur nous paraît par rapport à la pâleur plus fréquente chez les hommes, moins fréquente chez les femmes; parfois, il y a alternance entre elles dans le même accès; mais, pour le même individu les mêmes caractères se reproduisent dans tous les accès.

Cette coloration est due à la dilatation uniforme des petits vaisseaux par excitation des vasa-vasorum : elle existe aussi dans d'autres émotions : la joie par exemple ; mais, nous ne trouvons point dans le mode d'expression de ce sentiment, le gonflement, la dilatation des grosses veines du cou, la turgescence des temporales, phénomènes constants dans la colère, tellement même que « d'aucuns s'en sont rompu les veines ». Ce fait est important à signaler et à comparer avec la diminution de pression qui accompagne normalement la crise convulsive.

Les fonctions respiratoires s'accomplissent irrégulièrement, au début de la crise, les muscles inspirateurs et expirateurs sont contractés d'une façon spasdomique ; le thorax est immobilisé, puis, suffoqué, le malade est pris de dyspnée, sa respiration devient haletante. La bave s'écoule filante de sa bouche, ses lèvres sont écumantes ; autant de signes indiquant une suractivité des glandes salivaires ; son corps ruisselle de sueur. Il serait intéressant de rechercher la toxicité de ces sécrétions en même temps que celle des glandes salivaires : il n'estpoint répandu depuis longtemps que la morsure des animaux devient surtout venimeuse lorsqu'ils entrent en fureur ?

La rigidité musculaire caractérise la première phase de l'accès de colère, le corps est généralement courbé en avant, les poings sont ordinairement serrés ; si les mains restent ouvertes c'est pour frapper ou griffer.

Les dents claquent ou grincent, les sphincters sont parfois relâchés ; tel est le cas d'une de nos malades qui urinait sous elle, pendant sa crise. Ces divers troubles sont sous la dépendance d'un cerveau malade, c'est donc au niveau des centres nerveux que nous retrouverons les modifications les plus importantes. Astley Cooper signale chez un de ses malades, dont le crâne présentait une lacune, une augmentation des pulsations cérébrales dans les mouvements de colère. Le physiologiste Mosso a pu observer le même phénomène. Des rayons lumineux nouveaux nous renseigneront peut-être un jour d'une façon plus certaine sur cette congestion de l'encéphale. Il est à supposer que chez nos épileptiques, elle existe au plus haut point.

Cet état de déséquilibre dans les différentes fonctions physiques de l'individu entraîne des troubles analogues dans son être moral. « L'émotion a une action dissolvante sur l'esprit, diminue sa synthèse et le rend pour un moment misérable ». Nous en avons les preuves par les actes accomplis par cette catégorie de malheureux. Ils se livrent aux scènes de sauvagerie les plus bizarres, coups de pied, égratignures, morsures, yeux crevés, homicides, suicides, incendies. Tels sont leurs jeux quotidiens.

La lecture des observations que nous avons citées édifie suffisamment sur la rage avec laquelle ils s'acharnent sur leurs victimes.

Aussi, est-ce bien difficile d'apprécier si, en de pareils moments, ils peuvent exercer encore le moindre contrôle sur eux-mêmes, obéir à certaines considérations. Cette question soulève un problème médico-légal de la plus haute importance que parfois le médecin est appelé à résoudre. Et la solution ne nous paraît possible que pour chaque cas, en particulier, après examen approfondi de chaque malade. Il nous paraît incontestable que le malade de Cavalier qui dilacérait ses intestins avait perdu toute conscience. Mais, nous connaissons d'autres exemples où les colères sont voulues, sont préméditées, sont différées. Un de nos malades résiste à sa colère depuis qu'il a été sévèrement puni ; un autre, qui conservera une haine ancienne contre un infirmier, choisit toujours pour assouvir sa vengeance le moment où ce dernier est sans défense ; rappelons-nous enfin l'observation de B... Anna qui est mise à la section des agitées pour avoir frappé une de ses camarades, peut contenir sa fureur 48 heures durant et lui donner libre carrière lorsqu'elle revient au quartier des épileptiques.

Néanmoins, ces cas sont rares, le plus fréquemment ces malades sont mus par un ressort qui doit se détendre à tout prix, quel que soit le résultat de cette détente.

CHAPITRE IV

TRAITEMENT. CONSIDÉRATIONS MÉDICO-LÉGALES

Comment guérir l'épileptique de sa colère? La cure nous paraît bien difficile, mais il est des données sur lesquelles on doit s'appuyer. Il faut qu'une image, une idée, un sentiment vienne entrer en lutte avec l'impulsion colère et la dominer. La nature de ce réducteur sera variable, ce qui est essentiel et nécessaire c'est qu'il existe et qu'il soit de nature à agir constamment.

Tout jeune, nous tâcherons de soustraire notre malade à une éducation vicieuse; la colère par imitation est aussi fréquente que le rire, la tristesse, le baillement, la chorée. Une correction corporelle dont le souvenir sera suffisamment vif pour réfréner toute tendance irritative aura souvent une action heureuse. L'appel à la raison, l'exhortation au calme seront de même employés.

Mais cette thérapeutique pour être bienfaisante, doit être complétée par différentes dispositions et par une indication particulière.

Pas d'agglomération de malades coléreux; isolément au moment des crises; régime hygiénique; nourriture sobre mais en quantité suffisante, peu de vin, exercice en plein air, pas d'émotions vives, plaisirs modérés, tels sont de bons adjuvants,

Au moment des crises, un vomitif, une saignée, des drastiques, des révulsifs à la nuque pourront amener le calme.

Enfin, n'oublions pas que le pain de l'épileptique est le bromure, aussi le donnerons-nous quotidiennement et à haute dose.

CONSIDÉRATIONS MÉDICO-LÉGALES

La colère épileptique ne comporte point de développements médico-légaux qui lui soient spéciaux. Au point de vue du diagnostic médico-légal, il importe que le magistrat, aussi bien que le médecin se souviennent que tout acte violent, brutal inexpliqué, toute explosion soudaine d'irrascibilité s'étant traduite par des injures, menaces ou par des coups et blessures envers des tiers inoffensifs et sans motifs plausibles, doit éveiller l'idée d'épilepsie et provoquer la recherche systématique de celle-ci.

Il est entendu, que se montreront offensifs et coléreux, d'autres malades que les épileptiques : et les persécutés, les alcooliques, les dégénérés, les impulsifs proprement dits pourront nous fournir de beaux exemples de colère pathologique.

Mais chez aucun d'eux, on ne retrouvera portée au même degré cet état de véritable dégénérescence physique et psychique, qui font de l'épileptique le type du dégénéré à stigmates (les idiots et les imbéciles mis à part).

On ne retrouvera pas avec la même fréquence, la même existence, chez eux, les convulsions de l'enfance, l'incontinence nocturne d'urines, les modifications biologiques caractéristiques de l'épilepsie si bien mises en relief par notre maitre M. le professeur Mairet et par son école. (Bosc. Vires, Ardin-Delteil).

Quant à envisager la question de responsabilité de l'épileptique coléreux, ceci revient à poser les rapports de la colère et des actes dérivés avec les paroxysmes épileptiques.

Que si la colère se manifeste simplement en dehors des crises comitiales à titre de modification du caractère, très fréquente d'ailleurs chez l'épileptique, elle ne comporte point les mêmes conséquences médico-légales que la colère équivalent psychique par exemple.

Dans le premier cas, en effet, il n'y a point perte de conscience ; l'épileptique reste en contact avec son libre arbitre et sa responsabilité ; il conserve la notion du bien et du mal, du permis et du défendu. Il est notoire cependant qu'en vertu des dispositions propres, il est moins apte à juguler ces mauvais penchants qu'une personne saine ; il résistera moins à sa colère, l'enraiera moins facilement que d'autres. Et il devra lui en être largement tenu compte. Si sa responsabilité surnage donc dans ce cas, il nous semble légitime de mettre au nombre des circonstances atténuantes importantes à faire valoir, le fait de l'épilepsie relevée et démontrée chez le sujet.

La colère préépileptique et post-épileptique doit être englobée parmi les phénomènes de l'accès lui-même. Tout dépend, d'ailleurs, des rapports d'éloignement entre le moment précis où se montre la colère et celui où apparaît la crise comitiale proprement dite.

Mais notre tendance personnelle serait de faire rentrer parmi les phénomèmes prodromiques ou les phénomènes nettement post-convulsifs, la colère qui ne se montre pas comme aura psychique précédant immédiatement l'attaque ou comme délire immédiatement post-épileptique. De celles-là, point n'est besoin de discuter. Elles comportent l'irresponsabilité absolue.

Mais ne doit-il pas en être de même des actes commis dans les quelques heures où se préparaient les modifications humorales et cérébrales ; où s'organisaient les perturbations qui allaient aboutir à un moment donné à l'attaque ?

A ce moment-là, déjà, tout ce qui se passe chez l'épileptique est anormal, pathologique, sa conscience est à demi submergée par cet état de malaise général qui pèse sur lui, l'obscurcit, le rend inquiet, irritable, susceptible à l'excès, et rétrécit dans des proportions incalculables son horizon de clarté morale et partant de responsabilité.

Quant à la colère équivalent psychique, le corollaire médico-légal qui s'impose est évidemment l'irresponsabilité absolue, sans aucune réserve.

Enfin se pose ici la question de l'internement. La solution en est fort aisée dans certains cas.

Colère équivalent psychique, colère pré et post-épileptique font de l'épileptique un délirant à répétition, dangereux pour ses semblables. La loi doit lui être appliquée sans restriction aucune et la durée de son internement subordonnée à la persistance, ou à la disparition définitive ou pendant longtemps constatée, des tendances aux impulsions offensives.

Quant à la colère, élément psychique constitutif du caractère même de l'épileptique, il est plus malaisé de se prononcer à son sujet.

D'ailleurs, ce que nous avons dit tout à l'heure, concernant la responsabilité dans ces cas, montre que, à côté du traitement de la névrose, indispensable, des précautions hygiéniques, alimentaires, urgentes à prendre chez tous les comitiaux, reste une large part à faire aux méthodes et aux tentatives éducatrices, destinées à réfréner des tendances ; parmi ces méthodes, la punition, et par conséquent la punition légale, justement pesée et appréciée dans les limites d'atténuation bienveillante que nous lui avons assignées, conserve tous ses droits. L'asile n'en saurait avoir aucun ici ; ou, du moins, il faudrait lui substituer une institution libre où des méthodes analogues seraient collectivement appliquées à des cerveaux atteints de façon sensiblement identique.

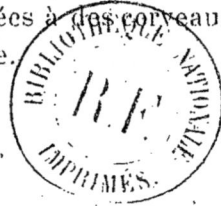

CONCLUSIONS

1° La colère fait partie intégrante de la constitution de l'épileptique ;

2° On la retrouve à la base même de son caractère, où elle se fait jour en dehors des accès constituant déjà une colère pathologique ;

3° On la retrouve avant et après les crises, à titre de délire pré ou post-paroxystique ;

4° Elle peut à elle seule constituer le paroxysme épileptique ;

5° Elle se caractérise dans tous les cas par une tendance à provoquer des actes graves agressifs, parfois homicides ;

6° Elle n'entraîne la responsabilité de l'épileptique que lorsqu'elle apparaît comme un simple trouble du caractère, considéré en dehors de tout paroxysme.

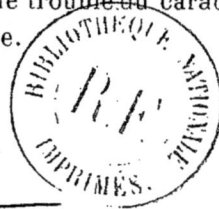

INDEX BIBLIOGRAPHIQUE

Ardin-Delteil. — Epilepsie psychique : ses rapports dans l'aliénation mentale et la criminalite. Thèse de Montpellier, 1898.

Baillarger. — De la responsabilité des épileptiques. Union médicale, 1861.

Gilbert Ballet. — Traité de pathologie mentale, 1903.

Cavalier. — De la fureur épileptique. Thèse de Montpellier, 1850.

Dagonet. — Traité des maladies mentales.

Darwin. — L'expression des sentiments.

Etcheverria. — De la violence et de l'inconscience des épileptiques dans leurs rapports avec la médecine légale. Amer. Journal, avril 1873.

  — De la violence épileptique. Journal of ment. sc., avril 1885.

Esquirol. — Maladies mentales, 1838.

Falret. — De l'état mental des épileptiques.

Fanier. — Introduction à l'étude de la colère chez les aliénés. Thèse Paris, 1889.

Feré. — Pathologie des émotions, 1861.

Féré. — Les épilepsies et les épileptiques.

Lange. — Les émotions.

Legrand du Saulle. — Habitudes et mœurs des épileptiques. Année méd. psych., 1862.

Malapert. — Enquête sur la colère des enfants. Année psych. 1893.

Mairet. — Leçons cliniques. Vices pathologiques.

  — Leçons cliniques sur l'épilepsie.

Morel. — Traité des maladies mentales.

Ribot. — Psychologie des sentiments.

Rogues de Fursac. — Manuel de psychiatrie.

Sollier. — Psychologie de l'idiot et de l'imbécile.

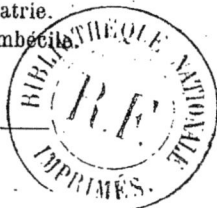